아낌없이 베푸는
자연의 은혜에 감사하며
여러분께 건강을 선물하고자 합니다.

"산과 들에 지천으로 널린 꽃과 풀들이
귀한 약차가 된다"

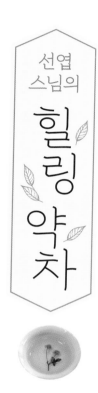

선엽
스님의

힐링
약차

마음
서재

차 발원문

살며 사랑하며 배우며
차 한잔을 나누며
정성스러운 마음으로
한잔 차를 마시오니

더 가지려는
어리석은 중생의 욕심을
이 작은 찻잔처럼 소박하게 볼 수 있는
지혜로운 사람이 되겠습니다.

가끔 올라오는 성냄 또한
보일 듯 사라지는
찻잔 속 피어오르는 수증기처럼
무상하게 보겠습니다.

어리석은 분별심 또한

이 맑은 찻잔처럼

투명하게 닦아가며 살겠습니다.

인연이 꽃핀 이곳,

이 자리에서 차를 마시는 이들마다

그들의 건강과

그들이 하고자 하는 모든 일들이

이 한잔의 차와 같이 원만하고

바르게 회향되기를 간절히 발원합니다.

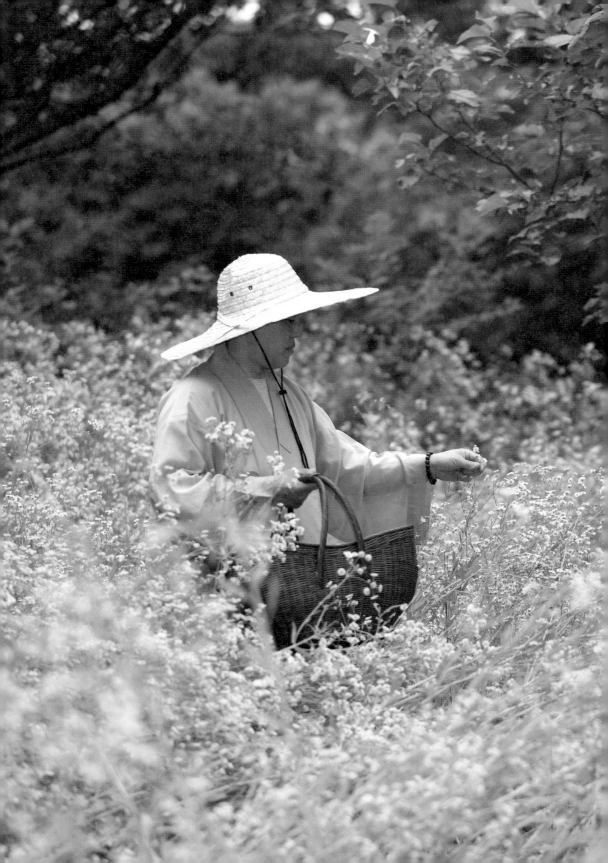

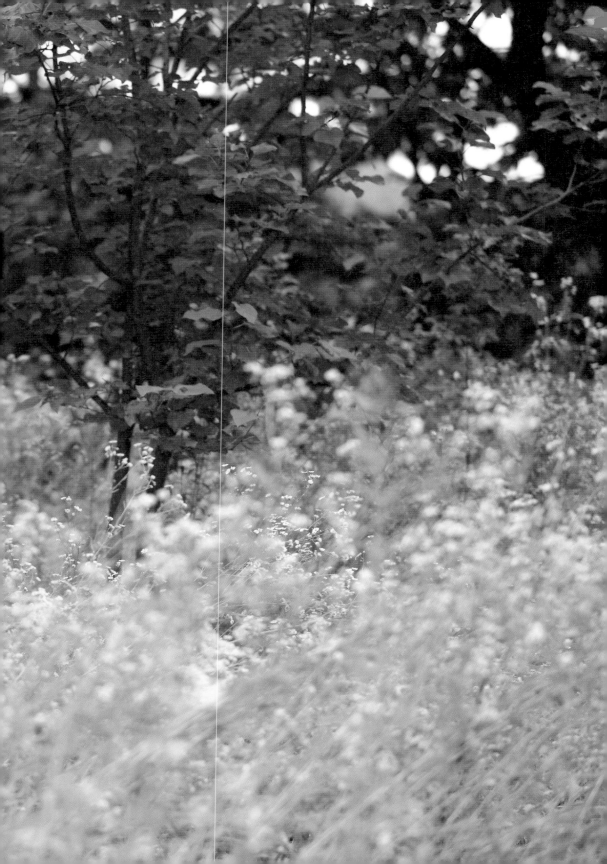

약차는 생명수입니다

차는 양생養生의 선약仙藥이요,

수명을 연장시키는 묘한 수단이니

차를 다려 마시면 오래 살 수 있다.

예부터 차에 관해 전해오는 말입니다. 이렇게 차가 사람의 몸에 좋은 영향을 미치고 건강하게 지켜준다는 사실은 잘 알려져 왔습니다.

사람의 육신이나 일체 만물을 구성하는 4가지 기본 요소로 사대四大라고 하는 지地·수水·화火·풍風과 사색四色이라고 하는 청·황·적·백이 있습니다. 적당한 체온과 영양분 등으로 이들 요소를 채워야 하는데 이 가운데 어느 한 가지만 균형이 깨어져도 온갖 병에 노출됩니다. 그런데 사람들은 몸에 이상 신호가 오기 전에는 자기 몸을 세심하게 알고 정성껏 관리하려는 생각을 전혀 하지 않습니다.

몸은 건강할 때 돌보아야 합니다. 일단 병에 걸린 다음에는 아무리 좋은 약을 써도 건강을 되찾기 어렵습니다. 현대인들은 대부분 몸을 너무 혹사하거나 방치하거나 둘 중 하나입니다. 폭식과 잘못된 섭생으로 몸이 점점 나빠지는데도 몸이 보내는 경고를 계속 무시하다가 병이 찾아온 뒤에야 후회합니다.

우리가 이른바 서양의학이란 걸 접하고 병이 나면 양약洋藥과 주사로 치료하게 된 지 채 100년도 되지 않습니다. 그렇다면 서양의학이 도입되기 전에는 어떻게 했을까요? 우리의 선조들은 오직 산과 들에서 나는 산야초로 병을 다스렸는데 그것은 효과적인 방책이었습니다. 산야초에는 아직까지 밝혀내지 못한 신비로운 약성이 가득 깃들어 있습니다. 양약의 원료를 산야초에서 추출하는 경우도 많습니다.

이러한 선조들의 지혜를 계승하지 못하고 현대인들은 독한 약과 의사의 처방에만 전적으로 의존하려 듭니다. 그러다 보면 신체의 회복력이 점점 약해져서 몸이 스스로 조화와 균형을 찾아 병을 물리치기가 어려워집니다. 약에만 의지하다 보니 자연히 면역력이 떨어지고, 종래에는 정신과 육체가 썩은 고목같이 바스러지기 쉬운 존재가 됩니다. 침이나 뜸같이 한방 요법도 있지만 여기에는 고통이 따릅니다. 탕약은 마시기 힘들 뿐만 아니라 눈에 띄는 즉각적 효과를 나타내지 않습니다.

병에 걸리고 나면 사방팔방 치료법을 찾아보지만 한번 쇠약해진 몸은 회복되기 어렵습니다. 차도가 보이지 않는 환자는 반드시 건강을 찾겠다는 의욕을 상실하기도 합니다.

현대인들은 마음의 여유가 없습니다. 하루하루 정신없이 바쁘게 살면서 자신도 모르게 몸과 마음을 혹사하고 누적되는 피로를 가볍게 여깁니다. 그리하여 몸과 마음이 회복 불능 상태에 빠질 때까지 구조를 요청하는 몸의 아우성을 외면합니다.

걷고 움직이고 뛰고 활동하는 것만큼이나 보고 듣고 말하고 생각하는 등의 정신활동에도 많은 에너지가 필요합니다. 의아하게 느껴지겠지만 사실 정신적 행위는 신체활동보다 더 많은 에너지를 필요로 합니다. 여기에는 스트레스도 한몫을 합니다.

우리가 몸을 움직이고 생각을 할 때 정精과 기혈氣血이 쉼 없이 빠져나갑니다. 이를 보충하려면 끊임없이 영양소를 공급해야 합니다. 그런데 영양소보다 노폐물과 독소로 인해 몸속에 냉冷이 쌓여만 갑니다. 인스턴트식품과 냉동식품, 화학적으로 만들어진 음료 등으로 인해 우리 몸이 화학 성분에 자주 노출되고, 이를 지속적으로 섭취하며 중독되어가기 때문입니다.

몸속에 독소가 일정량을 초과해 쌓이면 인체는 정상 활동을 할 수가 없고, 그렇게 되면 질병이 발생합니다. 마침내 한계 상황에 도달했을 때 몸의 자체 정화 능력으로 독소를 배출하고 건강을 회복하고자 병이 난다고도 볼 수 있습니다. 그렇다면 정화 작용에 탁월한 효과를 발휘하는 약이 있을까요?

체내에서 해독제로 작용하는 명약이 있습니다. 바로 우리의 산과 들에서 자란 산야초를 재료로 한 약차입니다. 이 간단한 약은 몸속에서 효과적으로 작용해 혈관을 맑게 청소합니다. 위대한 자연이 가꾼 산야초는 인간이 알지 못하는 특별한 효능을 발휘합니다.

오늘날 식품학자와 의학자들은 신체의 정과 기혈을 원활하게 순환시키는 음식, 몸이 아무 거부감 없이 쉽게 받아들일 수 있는 음식을 열심히 찾고 있습니다. 요즘은 그중에서도 산야초와 한방 약재로 만들어진 약차에 대한 연구가 활발하게 이루어지고 있습니다.

음식을 섭취한 후 완전히 소화되고 대사 기능이 이뤄질 때까지 많은 시간이 걸립니다. 섭취한 음식이 에너지로 전환되는 동안 몸속에서는 효소가 발효되고, 이로 인해 혈관과 장기에 부유물인 활성산소와 가스가 들어차면서 몸이 피로감을 느낍니다. 바로 이것이 병의 원인이 되는 독소입니다.

그런데 고농축 정제수인 약차를 마시면 그 속에 든 수많은 영양분이 혈액 속에 활성산소를 만들지 않고도 단시간에 혈관을 타고 몸속에 흡수됩니다. 그리고 그 영양분들은 우리 몸에서 곧바로 에너지로 바뀌어 체력의 원동력이 됩니다. 약차는 지구상에 있는 모든 음식 가운데 최고의 생명 엑기스라 할 수 있습니다. 고도로 정제된 고농축 생명수라고 하면 이해하기 쉬울 것입니다.

차를 마시면 심신이 안정되고 곧바로 체온이 상승합니다. 이에 따라 몸이 긴장감에서 벗어나며 혈관이 정화되는 것은 물론, 암과 면역계, 신경계의 여러 질병을 예방할 수 있습니다. 이런 과정이 반복되면 몸과 마음이 저절로 쾌청해지고 이완됩니다.

우리 몸은 하나의 소우주입니다. 우주의 이치에 따라 움직이는 삶에서 자연을 외면하고 살 수는 없습니다. 우주에 속한 자연, 그것이 바로 우리 몸이기 때문입니다. 대자연의 이치를 이해할 때 비로소 건강을 유지할 수 있습니다.

앞서도 말했지만 우리 땅에서 자란 산야초는 생명을 살리는 놀라운 약성을 지니고 있습니다. 이것을 우리 몸에 맞게 정제한 것이 바로 약차입니다. 이를 꾸준히 마시는 것은 건강을 지키는 가장 단순하고도 쉬운 방법이자 마음의 평온함까지 유지하는 길입니다.

이 책을 통해 약차가 여러분의 삶에도 행복하고 건강한 도반이 되기를 바랍니다. 차향 가득한 이곳 마음정원에서 모든 이들의 건강과 평화와 행복을 기원하며 한 잔의 차를 올립니다.

남양주 구봉암 마음정원에서

선엽 합장

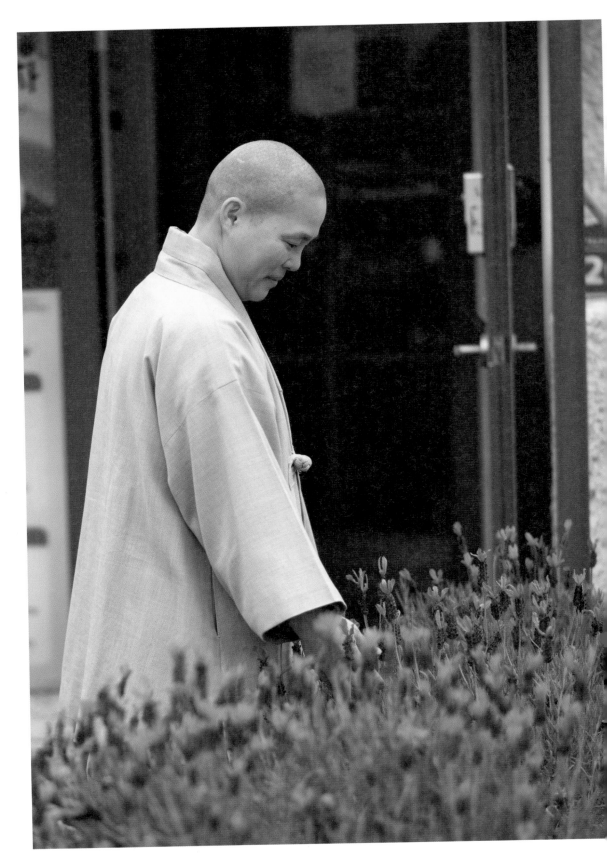

(1부)

자연의 건강함을 품은
약차와 살다

부록

〔1부〕

자연의 건강함을 품은 약차와 살다

이토록 놀라운
차의 힘이란!

때 이른 어머니의 죽음과 출가

나는 어머니 배 속에서 열 달을 채우지 못하고 세상에 나온 이른바 조산아였다. 몸속 장기들이 아직 여물지 않은 상태에서 태어났으니 달수를 꽉 채우고 나온 아기들에 비하면 몸집이 작고 병치레도 잦았다. 심장과 위가 튼튼하지 못했으니 면역력 강화를 위해서라도 모유를 오래 먹어야 했지만 엄마 젖이 부족해 일찍 젖을 뗄 수밖에 없었고, 대신 분유와 미음을 먹고 자랐다. 위가 약해서인지 어릴 적부터 밀가루 음식만 먹으면 토하거나 경련을 일으키기 일쑤였다.

청소년기에는 고기나 생선 등 단백질 음식이 역하게 느껴져서 입에도 대지 않을 정도로 완강히 거부했다. 이렇게 편식이 심하니 몸무게가 적게 나가고, 다른 가족에 비해 키도 매우 작았다.

건강하지 못해서 청소년기를 힘들게 보내던 나는 인생을 뒤흔들어놓는 충격적 사건을 겪는다. 어머니가 50대 중반이라는 젊은 나이에 위내시경 검사를 받다 의료사고로 돌아가신 것이다. 건강한 체질은 아니었지만 뚜렷한 지병이 있던 것도 아닌 어머니의 예상치 못한 죽음으로 삶의 무상함에 대한 회의가 몰려왔다. 단 한순간도 평온한 마음을 가질 수 없었던 나는 어떻게든 죽음과 번뇌에서 벗어나려 출가를 결심했다.

나는 마음먹은 일에는 최선을 다하는 성격이다. 단순할 정도로 한 가지 일에 열심히 매진하며 스스로 만족할 때까지 멈추지 않는다. 출가 후에도 이런 성격과 습관은 바뀌지 않았다. 예불은 물론이고 병원 법당 봉사와 차 공부에 매진했으며, 맡은 소임을 완벽하게 해내고자 노력했다. 이렇게 한 치의 빈틈도 없는 생활을 이어가던 나에게 병이 엄습했다.

때때로 가슴에 찾아오는 통증과 호흡곤란을 애써 외면해왔는데 더 이상 내버려둘 수가 없었다. 협심증이었다. 119에 실려가 응급처치를 받고 병실에 누워 있으니 죽음의 공포가 엄습했다. 속세를 떠나 부처님께 귀의했으나 죽음과 맞닥뜨린 중생의 번뇌는 어찌할 수가 없어서 몸도, 마음도 평화롭지 못했다.

어떻게든 불법을 깊이 공부하고 깨달음을 얻어 이런 나 자신을 극복하고 고통에서 벗어나겠다고 결심했다. 건강을 조금 회복한 뒤 호남의 삼신산三神山이라 불리는 정읍 유선사와 따뜻한 비구니 강원인 김천 청암사, 그리고 서울에 있는 승가대학에서 유학생활을 했다. 하지만 열심히 공부하고 수행하려는 나의 의지는 번번이 건강 때문에 좌절되었다.

고된 행자생활을 하며 빠져든 차의 세계

처음 찻자리에 앉아 차를 마시던 때의 감동을 지금도 잊을 수 없다. 2003년, 정읍 유선사에서 행자생활을 할 때였다. 고단한 행자 시절 일과를 마무리하고 찻자리에 앉으면 금세 마음이 고요하고 평온해져 마치 선계仙界에 들어선 듯한 기분이었다. 이때의 놀라운 경험이 나를 차의 세계로 이끌었다.

그 후 서울에서 유학생활을 하며 본격적으로 차를 소개하고 다도 교육을 시작했다. 단순히 취미생활이라고만 생각했는데, 다도가 심신의 안정과 건강은 물론이고 수행에도 큰 힘이 된다는 사실을 알게 된 것이다. 다도의 세계에 입문한 뒤 전문적인 공부가 필요하다는 생각이 들어 원광디지털대학교에서 차문화경영학을 전공하기도 했다. 깊이 알면 알수록 오묘한 차의 세계에 빠져들었고, 학문적인 관점에서 차를 바라보는 것이 흥미롭고 재밌었다.

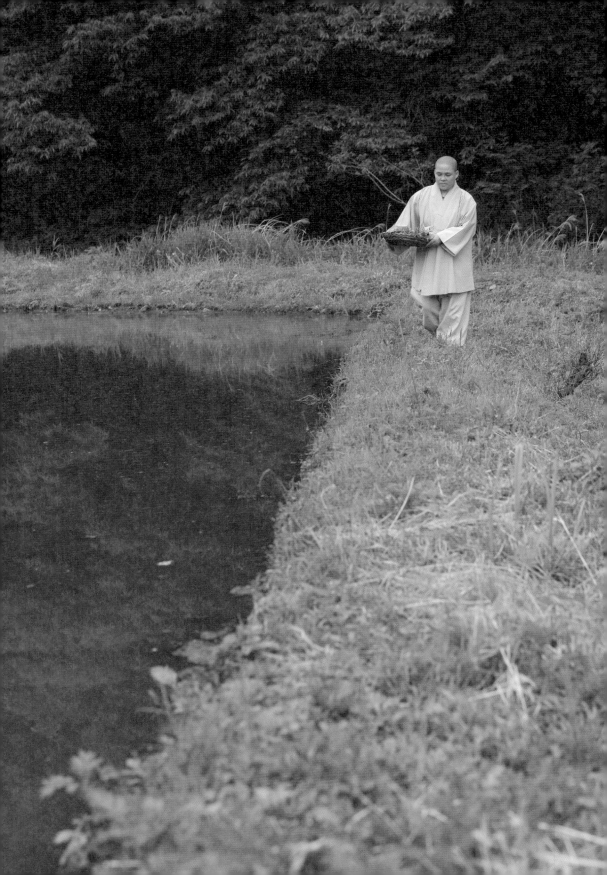

건강을 어느 정도 회복한 후, 더욱 넓고 깊게 공부해보겠다는 의욕에 넘쳐 미국 유학을 떠났다. 차의 세계는 공부를 하면 할수록 무궁무진했고, 나는 크나큰 기대감에 부풀어 있었다. 하지만 미국에 간 지 얼마 지나지 않아 다시 건강이 악화돼 결국 공부를 접고 한국에 돌아올 수밖에 없었다. 몸이 좋아졌다는 생각은 나만의 착각이었다. 당시 대학병원에서 또다시 협심증 진단을 받았는데 꽤나 위험한 상태였다.

번번이 건강 문제에 발목 잡혀서

앞서도 말했듯이 조산아로 태어난 나는 병을 벗 삼아 자랐다고 할 정도로 다양한 병을 골고루 앓았다. 여러 가지 병이 나를 괴롭혔지만 그중에서도 가장 심각한 것이 협심증이었다.

협심증은 심장으로 가는 혈류에 이상이 생겨 발생하는 질환이다. 심장 주위의 관상동맥이 마치 왕관처럼 심장을 둘러싸고 있는데, 이 관상동맥의 혈압 및 혈류 조절 기능이 떨어져서 발생한다. 급성으로 광범위한 부위에 걸쳐서 관상동맥이 협착되어 심근 허혈이 발생하면 실신하거나 심장마비가 오게 된다. 제때 응급조치를 하지 않으면 그대로 사망할 수 있다. 협심증으로 인해 몇 번이나 불시에 쓰러지곤 했으니 그때마다 제대로 된 조치를 받지 못했다면 나는 이미 이 세상 사람이 아닐지도 모른다.

강원에서 공부하며 5년 동안 서울 보훈병원 법당에서 소임을 맡았다. 병원 지하 법당의 요사로 쓰이는 공간에서 의식주를 해결하며 환자를 보살폈고 수행도 게을리하지 않았다. 삶을 마무리하는 호스피스 병동의 환자들과 진심 어린 대화를 나누었으며, 일반 병동과 중환자실, 장례식장 등에서 다양한 봉사를 하고 쾌유의 기도를 드렸다. 그때 내 나이 겨우 30대 중반이었는데 힘은 들어도 매우 뜻깊은 수행의 시간이었다.

그중에서도 즐겁고 의미 있는 일은 다도 봉사였다. 법당과 다실, 로비, 휴게실 등에서 환자들과 차를 마시며 마음을 나누는 것이 실은 봉사라기보다도 나를 다독이고 위로받는 휴식과도 같은 시간이었다. 그때 나는 한잔 차에는 무엇과도 비교할 수 없는 위대한 힘이 있다는 것을 깨달았다. 지치고 힘든 이에게 차는 감로수이자 생명수였다.

그런데 병원 소임 중에도 갖가지 병이 끊임없이 나를 괴롭혔다. 소화가 잘되지 않고 툭하면 배가 아파 화장실을 찾아야 했다. 수시로 원인 모를 식은땀이 흘렀고, 여러 번 정신을 잃고 쓰러지기도 했다. 협심증이야 익히 아는 병이었으나 이번에는 증세가 달랐다. 병원에서 온갖 검사를 해보았지만 원인을 밝혀내지 못했고, 약을 먹어도 차도가 없었다. 그렇게 알 수 없는 병으로 고통 받다가 소임을 끝내고 병원을 떠날 무렵에야 병원균에 감염되었다는 사실을 알게 되었다. 하지만 그때는 이미 온몸이 마비되고 신경계에 극심한 고통이 엄습해 걷거나 앉는 것조차 자유롭지 않았다. 심지어 눕기도 어려운 상태였다.

나는 스스로에게 물었다. 이렇게 고통 속에 사는 게 어떤 의미가 있을까? 살아서 해야 할 과업이라도 있는 걸까? 이제부터 나는 어떻게 해야 하나?

모든 걸 부처님께 맡기고 산중으로

부처님 뜻에 모두 맡기되 다시 한 번 최선을 다해보자고 결론을 내렸다. 그때부터 병을 고치기 위해서라면 무엇이든 하겠노라 굳은 각오를 하고 엄청난 노력을 했다. 의사의 처방에 따라 양약을 먹고 이름난 한의사를 찾아가기도 했다. 하지만 조금도 나아질 기미가 보이지 않자 결단을 내리고 산속에 들어갔다. 차라리 죽는 게 낫겠다 싶을 만큼 고통스러운 육신을 부여잡고 아픔과 싸우며 깊은 산중에서 홀로 투병생활을 했다.

외로운 가운데서도 맑은 물과 부드러운 바람이 벗이 되어주었고, 햇빛을 받은 한낮의 바위가 든든한 도반이 되었다. 나는 믿음직스러운 바위에 앉아 깊은 명상에 잠기거나 땀이 흥건히 날 때까지 거친 산길을 걸어 다녔다. 호젓한 산길을 걷다 보면 낯익은 약초들이 눈에 들어왔다. 차를 공부하며 알게 된 식물들이었다. 반가운 마음에 소중히 품에 안고 와 차로 만들어 마셨다. 청정한 산에서 남몰래 자라는 약초들이 이런 식으로 나의 몸에 스며들었다.

그렇게 건강하고 맑은 것들과 함께 1년을 보낸 후 신기하게도 몸이 회복되는 느낌을 받았다. 특히 약초가 놀라운 작용을 했다는 생각이 들었다.

그때부터 나는 본격적으로 약초를 연구하기 시작했다. 토양이 오염되지 않은 깊은 산중에서 자란 약초와 약재를 직접 채취해서 계절별로 약차를 만들어 꾸준히 마셨다. 그런데 놀랍게도 언제부터인지 지쳐 쓰러지는 일이 사라졌다. 협심증으로 인한 가슴 통증과 병원에서 얻은 신경계 질환으로 머리가 아프던 증상이 없어졌으며, 소화기계 질환으로 화장실을 자주 들락거리는 일에서도 해방되었다.

차의 놀라운 효능을 온몸으로 실감한 나는 평생을 차와 함께 수행하리라 결심했다.

차와 함께하는 수행

탐구정신이 강했던 나는 차에 대해서 더 깊이 알고 싶다는 강한 열망을 안고 전문 지식을 얻기 위해 중국으로 갔다. 10대 명차의 산지를 비롯해 곳곳에 있는 차의 산지를 견학하고 중국차에 대해 깊이 공부했다. 중국에서 탐구열이 어느 정도 충족되자 한국에 돌아와 곧바로 차실을 열었다. 차와 함께하는 인생이 궤도에 오른 것이다.

차실에서 다양한 사람을 만나며 연구를 거듭한 끝에 사람마다 체질이 다

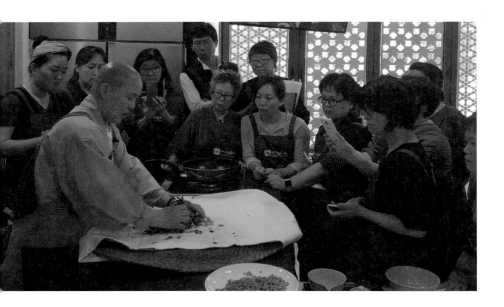

르고 또 오행五行의 장기마다 맞는 차가 있다는 사실을 알게 되었다. 이론 공부도 열심히 했지만 중국에 직접 가서 중국차에 대해 샅샅이 연구했다. 하지만 그렇게 애쓴 끝에 얻은 결론은, 아무리 방대하고 전통이 깊은 세계라지만 중국차에만 의존할 수 없다는 것이었다. 사람의 겉모습이 다르듯이 사람마다 체질이 다른데 토양과 기후가 다른 중국에서 자란 차가 한국의 차보다 한국인의 체질에 맞을 리 없기 때문이다.

그때부터 약초를 캐는 것이 나의 일상이 되었다. 비가 오나 눈이 오나 사시사철 산과 들을 누비며 약재를 채취했다. 그리고 우리 땅에서 제철에 나는 식물로 체질별 맞춤 차를 개발하려고 연구와 실험을 거듭했다. 약차 1종을 개발하는 데는 사실 엄청나게 많은 지식과 활동이 필요하다.

제철 약재나 약초에 들어 있는 성분이 우리 몸에 맞는지, 어떤 증상에 효과가 있는지, 혹시나 독성이 있지는 않은지, 어떤 식으로 복용했을 때 효험을 극대화할 수 있는지 등을 파악하기 위해 각고의 노력을 기울였다. 약초 전문가들이라는 한의사뿐만 아니라 각 분야 전문가들에게 수없이 자문을 구했고, 《동의보감》과 《본초강목》을 비롯한 의학 서적을 탐독했으며, 이제마 선생의 사상의학을 샅샅이 공부했다.

일단 이론이 정립되면 갖가지 방식으로 차를 만들어보고 시음했다. 그것도 한 번에 그치지 않고 어느 정도 효험이 나타날 때까지 인내심을 가지고 마시고 느끼는 과정을 되풀이했다. 이처럼 차를 만든다는 것은 차를 제외한 세상 모든 것에 관심을 멈추고 일시 정지하는 것이었다. 나는 저 밑바닥에서부터 욕망을 비우고 인욕의 시간을 보냈다.

그 결과 중국 하이난에서 열린 세계보이차대회에서 입상하는 영광을 누릴 수 있었다. 2017년에는 중국 CCTV에 내가 개발한 약차와 한방차가 웰빙식품으로 소개되었다. 당시 중국 정치인들과 기업인들 앞에서 약차의 효능과 법제 방법을 발표하여 많은 관심을 받았다.

2019년에는 뉴욕에서 열린 '고려불화 재현전'에 초대되어 아름다운 차문화를 퍼포먼스로 선보였다. 또한 LA, 뉴욕, 뉴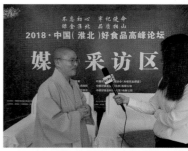저지를 돌며 한인 교포들과 미국인들을 대상으로 티 디톡스 프로그램, 차명상, 차와 건강 강의, 차 만들기 시연회를 열어 큰 호응을 얻었다. 그때 심장병으로 고통 받던 젊은 백인 남성이 내가 법제한 한방차를 마시고 상태가 호전되어 주위를 놀라게 한 일도 있다.

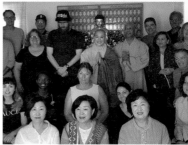

이렇게 다도에만 국한되었던 차문화를 차와 건강, 섭생을 통한 치유와 디톡스의 관점에서 소개함으로써 종교와 인종을 뛰어넘어 호평을 받았다. 미국에서 활동하는 한의사들도 내가

개발한 약차에 관심을 보였으며, 미국의 한 유명 화장품 회사는 내가 법제한 약차로 천연 화장품을 만들어보고 싶다는 제안을 하기도 했다.

그렇게 개발한 차가 어느덧 200여 종이 넘었다. 약차를 만들어 마시기 시작한 후 나는 이전의 수많은 병들과 결별할 수 있었다. 병으로 인한 고통 때문에 차를 공부했지만 결국 건강을 되찾았으니 자연에 대한 고마움이 말로 표현 못 할 정도다. 내 인생을 걸고 약차를 널리 알리기 위해 노력함으로써 드디어 자타가 공인할 정도로 일가를 이루었다. 이 정도면 때때로 보람과 뿌듯함을 느끼는 일이 흠이 되지 않으리라 믿는다.

한잔의 차가 우리에게 주는 감동

지금도 나는 약차를 만드는 일에 온 마음을 집중한다. 이제 제법 이름이 알려져 여러 방송사에서 출연 요청을 해올 뿐만 아니라 미국, 중국에서도 섭외가 들어온다. '차와 명상'이란 주제로 수시로 강의를 하며, 청하는 곳에는 시간이 허락하는 한 달려가 약차를 소개한다.

내 몸에 맞는 한잔의 차는 몸과 마음을 정화할 뿐만 아니라 병을 예방하고 치료하는 인생의 가장 큰 명약이다. 자신을 돌아볼 틈 없이 앞만 보고 살아가는 현대인들은 바쁜 생활로 인한 영양 불균형과 스트레스 때문에 기혈 순환이 원활하지 않은 경우가 많다. 이미 갖가지 병을 안고 살면서도 자각하지 못하는 경우도 있을 것이다. 우리 땅에서 난 건강한 제철 식물로 만든 차를 마심으로써 병든 오장육부와 정신을 되살리는 것, 그것이 나의 간절한 바람이다. 더불어 선천적 질환, 신경계나 면역계 손상 같은 현대병으로 고통 받는 사람들이 약차로 도움 받기를 원한다.

마음을 정화하고, 잘못된 식습관을 바로잡아주며, 인의예지신仁義禮智信까지 갖추게 하는 것이 바로 차다. 차를 마시면 저절로 겸손해지고 생활이 절제되

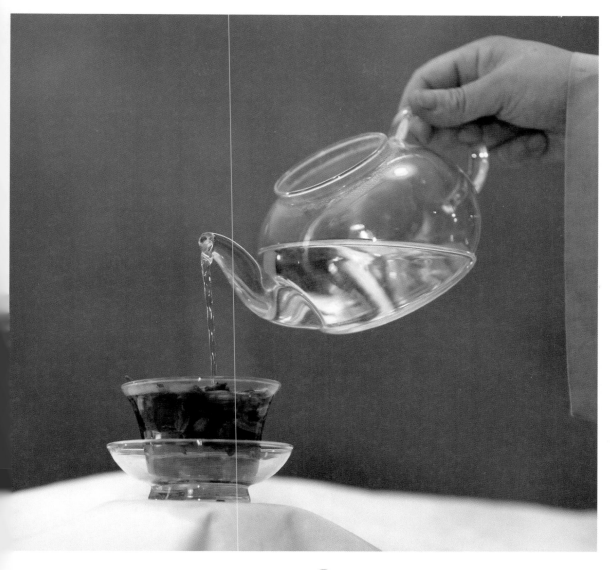

(tip) **차의 5가지 공로**

첫째, 갈증을 풀어준다.
둘째, 마음속 울분을 풀어준다.
셋째, 손님과 화합하게 한다.
넷째, 속을 편안하게 한다.
다섯째, 술을 깨게 한다.

며, 말과 행동이 아름다워진다. 사람 사이를 가깝게 하고, 넓은 마음으로 화합하게 하고, 깊은 마음으로 사람을 감동시키는 힘, 차는 그런 힘을 가지고 있다.

내 몸에 맞는 차 한잔을 제대로 마시면 몸과 마음이 치유된다. 생활에 찌든 몸과 마음에 약으로 작용해 해독과 보혈까지도 할 수 있다. 약차 한잔 마시는 게 번거로운 일도 아니다. 바빠서 정신없다고 아우성치는 사람도 간편하게 차 한잔 마시는 시간은 낼 수 있을 것이다. 약차 한잔은 몸과 마음의 건강을 지켜주고, 삶에 여유를 가져다주며, 내면을 바라보는 명상의 시간을 선사한다고 확신한다.

약차의 효능은 아무리 강조해도 지나침이 없다. 약차는 물질로 표현된 가장 건강한 자연 그 자체다.

약차를 마시면
무엇이 좋을까

카페인이 우리 몸속에 들어오면

이제 커피는 현대인들에게 빠질 수 없는 기호식품 가운데 하나가 되었다. 도심의 거리에 나가면 어디든 카페가 즐비하다. 친구나 지인을 만날 때 커피가 필수이고, 업무상 대화를 나눌 때도 기본으로 커피를 놓고 마주앉는다. 일을 시작하기 전에는 꼭 커피를 마셔야 하고 커피 없이는 일이 손에 잡히지 않는다는 사람들도 상당히 많다. 이렇게 인기 있는 커피, 과연 건강에 좋은 마실 거리일까?

커피에는 다량의 카페인이 들어 있다. 따라서 중독성이 매우 강하다는 것이 흠이다. 문제는 카페인만이 아니다. 방부제, 발암물질까지 함유하고 시럽과 설탕을 과용하게 하는 커피는 아무리 좋게 보려 해도 건강에 좋다고 할 수 없는 기호식품이다. 예를 들어 하루에 커피를 석 잔 마신다면 하루 약 300밀리그램의 카페인을 섭취하는 셈인데, 이 정도 카페인을 지속적으로 섭취하면 몸에 악영향을 끼칠 것은 자명하다.

과다 섭취한 카페인은 중추신경을 자극하고 심장 박동이 빨라지게 한다. 이런 일이 지속되면 심한 두통, 우울증, 집중력 저하가 발생하고 오랜 시간에 걸쳐 서서히 병이 생긴다. 특히 카페인은 위를 자극해 역류성 식도염 등 위장 질환을 일으킨다. 아이스커피에 들어 있는 차가운 얼음을 즐겨 먹는 습관이 뇌혈관 질환과 심혈관 질환의 원인이 된다는 연구 결과도 있다. 커피를 즐겨 마시는 사람은 차를 마시는 사람보다 피부 노화도 빠르게 진행된다. 이렇듯 카페인은 몸에 직접적 영향을 줄 뿐만 아니라 심리적 불안감을 유발하는 대표적 성분이다.

커피의 위험성과 관련하여 구체적으로 다음과 같은 문제를 들 수 있다.

• 불임

요즘은 점차 불임률이 증가하는 추세다. 현대인의 과도한 스트레스와 환경문제 등 불임에는 여러 가지 이유가 있는데 아이스커피를 즐겨 마시는 습관, 지나친 카페인 섭취와 흡연, 알코올중독, 인스턴트식품 등도 불임을 일으키는 주된 원인이다.

커피에 들어 있는 카페인은 칼슘과 철분 등 미네랄의 흡수를 방해한다. 따라서 카페인을 과다 섭취하면 여성호르몬에 이상이 생기고 배란에 심각한 영향을 끼쳐 불임의 원인이 된다는 의사들도 있다.

• 암

커피에 첨가하는 당분과 아크릴아마이드acrylamide라는 발암물질 성분은 수도 배관에 붙은 관석처럼 혈관 내벽에서 접착제 역할을 함으로써 혈액순환을 방해한다. 2002년 세계보건기구WHO는 커피에 발암물질이 포함돼 있다는 사실을 발표함으로써 커피 애호가들에게 충격을 주었다. 2018년 미국 로스앤젤레스 법원은 커피를 판매할 때 암 발생 경고문을 부착하라는 판결을 내려 또 한 번 전 세계의 눈길을 끈 바 있다.

• 신장 질환

커피를 많이 마시면 지나친 이뇨 작용으로 몸에서 수분 배출을 일으킨다. 이처럼 과도한 이뇨 작용이 지속되면 신장이 약한 사람의 경우 신장에 큰 무리가 온다. 체내 수분 함량과 배뇨량의 균형이 무너지면 신장 질환이 발생할 수도 있다.

• 간 기능 장애

먼 나라에서 들여와야 하는 커피에는 방부제 처리를 하지 않을 수 없다. 또한 특유의 맛과 향을 내기 위해 원두를 고온에서 로스팅한다. 그런 다음 커피머신으로 고농축 에스프레소를 추출해서 진하게 마신다. 방부제를 씻어내거나 희석하는 과정이 전혀 없는 것이다. 이러한 방부제 성분은 미생물의 작용을 못하게 막아 결국 간 기능 저하를 초래한다.

커피와 관련된 업종에 종사하는 사람들조차 커피의 위험성을 부인하지는 못한다. 몸이 증명하기 때문이다. 커피 회사에 다니는 지인 중에는 커피를 즐겨 마셨더니 식도에 염증이 생기고, 음식을 삼킬 수 없을 만큼 따갑고 고통스럽다고 호소하는 사람도 있었다. 이렇게 부작용이 극명한데도 커피는 우아한 분위기를 즐기고, 편안하게 휴식하며, 머리를 맑게 하는 기호식품으로 각인되어 왔다. 언론은 커피의 장점만을 부각하고 방송에서는 톱스타들이 우아한 포즈로 커피에 대한 욕구를 자극한다. 혹시 국민의 건강에는 아무 관심도 없는 이익집단들이 커피를 마셔야만 하는 사회 분위기를 조장하는 건 아닐까?

물론 오랫동안 즐거운 대화에 함께했고, 기분 좋은 향기로 하루를 시작하게 해준 커피를 한순간에 끊기는 어려울 것이다. 몇십 미터 간격으로 영업 중인 그 많은 카페들이 한순간에 문을 닫아서도 안 될 것이다. 하지만 커피의 유해함을 조금이라도 바로 보고, 카페인 중독에서 벗어나 의식적으로 커피를 줄이는 사람들이 점차 늘어나기 바란다. 커피만큼이나 좋은 분위기와 향기를 선사하면서도 몸에 이롭고 질병 치유에도 도움이 되는 대체제가 분명히 존재하기 때문이다.

우리 몸을 병들게 하는 4가지

이제 커피의 해로움을 알았으니 우리 몸을 병들게 하는 그 밖의 4가지 요소에 대해 의학적 고찰의 시간을 잠깐 가져보자.

일단 병에 걸린 후에는 삶의 만족도가 현저히 떨어질 수밖에 없다. 왜 우리는 빠르게 진행되는 노화에 속수무책일 수밖에 없을까? 몸의 노화를 늦추고 건강한 생명을 선사하는 차의 중요성을 알아보기 전에 먼저 텔로미어telomere에 관한 이야기를 하고 싶다.

2009년 노벨 생리의학상 수상자들과 과학자들의 연구 결과는 노화의 원인을 정확하게 밝혔다.

학창 시절 생물 시간에 몸속 세포의 핵에는 23쌍(46개)의 염색체가 있다고 배웠다. 염색체로 구성된 DNA는 성별과 피부색, 머리카락, 새끼발가락 모양과 길이 등 한 사람에 관한 세부적인 모든 것을 결정한다. DNA의 일종인 텔로미어는 염색체 말단에 붙어 있는 유전물질의 형태를 말한다. 텔로미어는 반복되는 세포분열 과정에서 마치 신발끈을 감싸는 캡처럼 염색체가 손상되지 않도록 보호하는 역할을 한다. 문제는 세포가 분열할 때마다 이 텔로미어가 조금씩 짧아진다는 데 있다. 텔로미어가 짧아지거나 마모되면 세포의 노화 현상이 앞당겨지면서 수명이 단축되고 쉽게 병에 걸린다.

그런데 텔로미어를 병들게 하는 주범이 따로 있다. 바로 우리가 먹고 마시는 것이 텔로미어에 영향을 미친다. 그렇다면 텔로미어를 자극해 노화를 일으키는 4가지 문제가 무엇인지 알아보자.

• 산화

자유라디칼free radical은 불안정하게 들떠 있는 분자로, 혈관을 마음대로 헤집고 돌아다니면서 세포들을 공격해 상처를 입히고 심지어는 DNA와 정상적인 세포의 기능을 방해한다.

더 심각하게는 자유라디칼의 공격을 받은 분자와 DNA 세포가 또 다른 분자와 DNA의 정상적 세포 기능까지 마비시킨다. 이런 현상이 자주 일어나면 몸은 산화 스트레스 상태에 놓여 신경계가 교란되고, 지속적 스트레스는 각종 암과 퇴행성 질환을 유발한다.

다양한 계절 약차에는 우리 몸의 산화를 막는 대표적 항산화 물질인 비타민C와 비타민E 등 생약 성분의 비타민이 풍부해 노화를 억제하고 면역력을 강화하는 효과가 뛰어나다.

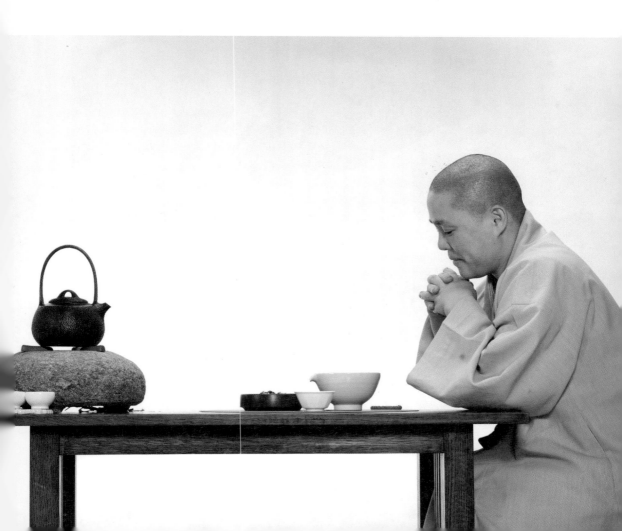

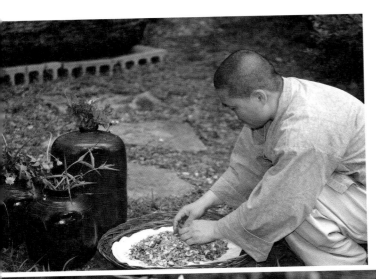

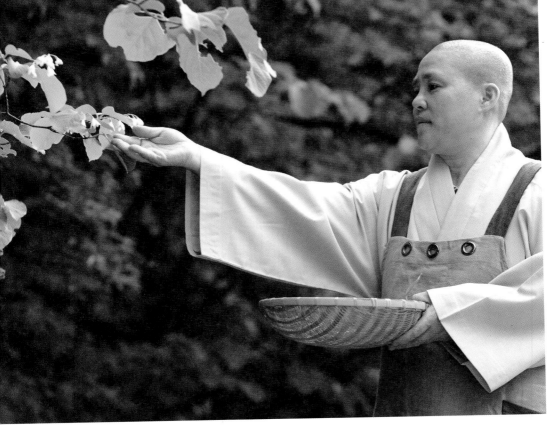

• 염증

관절염, 편도선염, 피부염처럼 눈에 띄는 변화를 일으키는 염증이 있는가 하면 겉으로 드러나지 않고 체내에서 조용히 만성적으로 활동하며 다양한 병을 발생시키는 염증도 있다. 심장 전문의들은 혈관에 쌓인 콜레스테롤이 관상 동맥 질환을 일으킨다고 말해왔다. 그런데 사실 콜레스테롤이 쌓이게 된 원인이 바로 만성 염증 탓이라는 사실이 밝혀졌다. 만성 염증은 알츠하이머병의 원인이기도 하다. 뇌에 염증이 생기면 독성 폐기물이 만들어지기 때문이다.

당뇨병 환자의 대부분을 차지하는 제2형 당뇨병도 마찬가지다. 혈관의 염증 때문에 췌장이 제 기능을 하지 못하면 당뇨병이 발생한다.

그렇다면 어떻게 염증을 예방하고 치료할 수 있을까? 생활 습관을 개선하면 염증은 사라진다. 그러므로 신선한 채소와 당분이 높지 않은 과일을 먹으면 좋다. 생선과 생선기름을 많이 먹고 미역, 파래, 톳 등의 해조류도 즐겨 먹는 습관을 들인다.

무엇보다도 적절한 운동과 스트레스 없는 생활, 충분한 수면이 도움이 된다. 특히 약차의 이로운 성분과 해독 작용이 염증을 줄이는 데 매우 효과적이다.

• 당화반응

당화반응은 포도당, 과당 등의 당 분자가 효소의 작용 없이 단백질이나 지질 분자와 결합함으로써 당화된 단백질이나 지질을 생성하는 반응이다. 당화된 단백질이나 지질을 AGEs(Advanced Glycation End products, 아마도리화합물)라고 하는데 이 물질은 생체의 분자 기능을 망가뜨리는 강력한 염증물질이어서 노화를 일으키고 당뇨, 심부전, 심혈관 질환, 중풍, 알츠하이머병 등 심각한 질병을 야기한다.

당화반응은 현대인들의 섭생과 깊은 관련이 있다. 빵, 탄산음료, 과일주스, 라떼, 아이스크림, 햄버거, 소시지, 케이크, 피자, 햄 등을 즐겨 먹는 식습관은

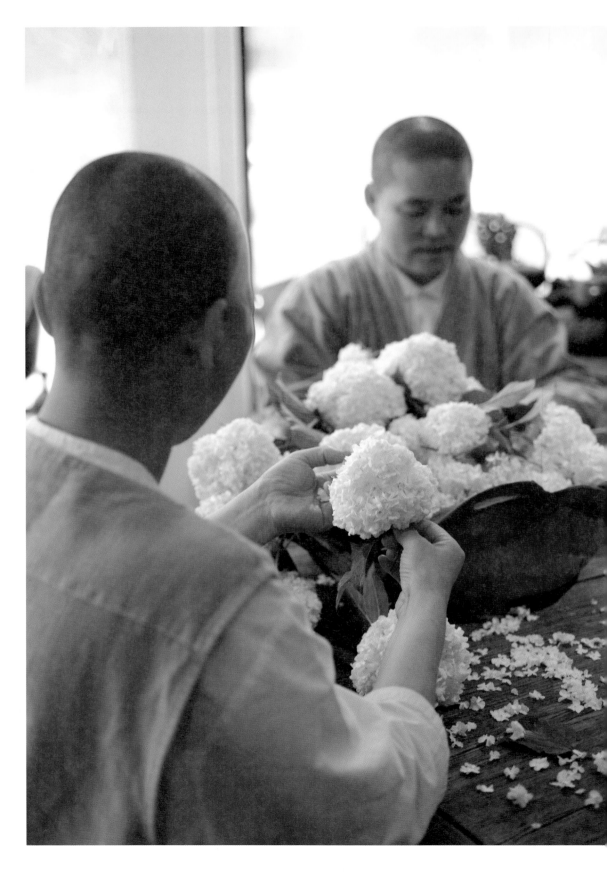

내 몸에 무서운 칼날을 겨누는 것과 마찬가지라는 사실을 요즘 젊은이들은 미처 깨닫지 못한다. 과도한 당분은 인체에 들어온 후 화학반응을 거쳐 당화반응을 일으키고 최종당화산물이라는 물질을 형성한다.

이 물질이 체내에 누적되면 만성 염증을 일으키고 거의 모든 세포와 조직을 손상시킨다. 음료수가 몇 방울만 테이블에 떨어져도 끈적거리는 물질로 바뀌어 달라붙는 것처럼 최종당화산물은 우리 몸에 들어가 혈관을 좁히는 접착제 역할을 한다. 이 물질은 혈소판 덩어리를 뭉치게 해서 혈관을 좁히고 고혈압, 뇌졸중, 심장마비를 일으킨다. 류머티스관절염, 고관절염, 신장병, 피부병을 비롯해 눈을 손상시키는 원인이 되기도 한다.

그러니 되도록이면 당분이 들어간 가공식품과 기름진 음식을 멀리하고 차가운 커피를 마시지 않도록 하자. 조리할 때 음식물의 수분 함량을 높이고 포장 음식과 패스트푸드는 되도록 멀리하는 것이 좋다. 요즘 꽃차 만들기 강의를 하는 이들 중에 시럽을 넣어 꽃차를 만드는 이들이 있다고 하니 참으로 걱정스러운 일이다.

내가 개발한 한방차는 탕을 오래 끓일 때 유해물질이 생성되는 것을 막기 위해 끓이는 방식이 아니라 뜨거운 물에 우려내어 마시는 것이다. 이런 방식으로 만든 차를 지속적으로 마시면 혈관에 노폐물이 쌓이는 것을 막고 염증을 완화하며, 차의 영양 성분이 몸속에 빠르게 흡수된다.

• 비정상 메틸화

노화를 앞당기는 마지막 주자는 다소 생경하게 들리는 비정상 메틸화다. 메틸화는 메틸기 그룹methyl group(탄소 원자 1개와 수소 원자 3개의 결합물질)이 다른 분자들과 결합하는 화학반응 방식으로 인체에 유익하다고 알려져 있다. 메틸화는 유해한 몸속 중금속을 배출하고 간에서 발생된 독소를 배출함으로써 정상적 두뇌 기능에 중요한 역할을 한다. 첫 번째 노화의 원인인 산화를 막아 텔로미어의 길이를 연장해주기도 한다. 그런데 메틸화가 비정상적으로 연속해서 일어나면 자궁경부암, 대장암, 심장마비, 동맥경화증, 뇌졸중, 알츠하이머병 등을 유발한다.

몸에 이로운 메틸화가 일어나게 하는 데 약차가 훌륭한 역할을 한다. 따뜻한 약차와 한방차, 보이차 등을 꾸준히 마시면 메틸화가 원활하게 이루어지는 환경을 만들 수 있다.

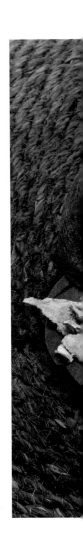

약차로 하는 간편한 디톡스

노화를 늦추고 건강한 삶을 영위하기 위해서는 인스턴트식품을 되도록 삼가고, 체질에 맞는 약차를 수시로 마시며, 커피는 가급적 삼가는 것이 좋다는 사실을 이제 이해하게 되었을 것이다. 그렇다면 이미 체내에 축적된 카페인은 어떻게 배출시켜야 할까? 생각보다 어렵지 않은 비결이 있다. 바로 따뜻한 물과 차를 지속적으로 마시는 것이다. 따뜻한 물을 자주 마시면 카페인 배출뿐 아니라 몸속 독소를 씻어내는 데 탁월한 효과가 있다.

아침에 일어나면 습관처럼 물을 마시는 사람들은 대개 혈색이 좋고 건강하다. 아침에 마시는 물은 특히 체내 기관들을 청소하고 세포가 깨어나게 하는 데 도움을 준다. 식전에 마시는 물은 소화를 촉진하고, 목욕하기 전에 마시는 물은 혈압을 낮추며, 잠자기 전에 마시는 물은 뇌졸중이나 심장마비 등 심각한 질환뿐만 아니라 다리 경련을 방지하는 데도 도움이 된다. 이렇듯 물은 심신에 활력을 불어넣고 병을 예방하는 데 많은 도움을 준다. 그 효과를 제대로 보려면 하루에 2리터 정도는 마시는 게 좋다.

그런데 막상 해보면 물을 마시는 일은 생각만큼 쉽지 않다. 물은 아무 맛이 없는 데다 강한 중독성으로 우리를 끌어당기지도 않기 때문이다. 또 위가 약한 사람은 물을 마시고도 속쓰림 증상을 호소한다. 이때 물 대신 마시면 좋

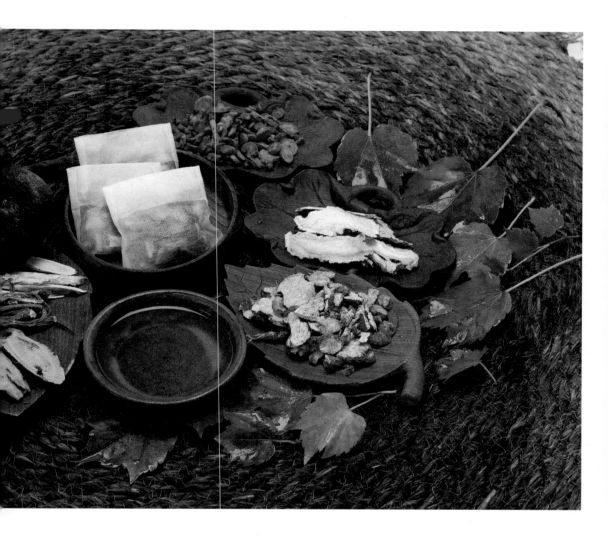

은 것이 바로 약차다. 약차는 수분을 보충해줄 뿐만 아니라 몸속 독소를 해독한다. 몸에 이로운 영양분을 공급하고 체온 유지와 혈액순환에 중요한 역할을 하는 것은 말할 것도 없다.

각종 암과 질병은 대개 몸이 차가운 사람에게서 많이 발병한다. 차를 마시면 일단 몸이 따뜻해진다. 차의 이완 작용은 우리 몸을 보호하는 항생물질을 증가시키고 체내의 나쁜 물질을 배출한다. 즉 차는 몸속 냉기를 없애준다.

커피 한 잔에 들어 있는 카페인은 72시간이 지나야 배출되며 육식을 함으로써 지용성 섭생을 할 때 배출이 잘 된다. 이와는 달리 차에 들어 있는 카페인은 물만 자주 마셔주면 24시간 안에 소변으로 배출된다.

약차에 들어 있는 이로운 성분들

바쁜 일상에서 인스턴트식품을 즐겨 먹는 현대인은 나쁜 식생활로 인해 고혈압, 고지혈, 동맥경화 등을 일으키는 당분으로부터 자유로울 수 없다. 약차에 많이 함유된 '폴리페놀polyphenol'이라는 물질은 이러한 혈관 염증 예방과 암 발생 억제에 지대한 역할을 한다. '테아닌theanine'과 차당 성분은 마음을 안정시켜주고 긴장을 풀어준다. '카테킨catechin' 성분은 몸의 피로를 풀어주며, 노폐물로 쌓인 몸속 독소를 제거하는 해독제 역할을 한다.

이것이 바로 어릴 적부터 차를 많이 마셔야 하는 이유다. 차를 마시는 민족은 건강한 DNA를 지닐 수밖에 없다. 비싼 돈을 들여 보약을 지어 먹고 건강 보조식품에 의지하는 게 능사가 아니다. 우리의 산과 들에서 사시사철 피고 지는 신토불이 식물이야말로 우리에게 가장 잘 맞는 건강식품이다.

차도 제각기 알맞은 계절이 있어서 봄에는 잎차, 여름엔 꽃차, 가을엔 열매차, 겨울엔 뿌리차 등 다양한 방식으로 제철 약차를 계절별로 즐길 수 있다. 이렇게 할 때 차를 통해 보혈과 보양은 물론이고 해독과 치유 효과까지 볼 수 있다. 계절의 흐름에 따라 자기 몸에 맞는 약차를 마시면 별다른 노력 없이도 몸과 마음을 건강하게 유지할 수 있다. 누누이 강조하지만 현대인들이 즐기는 커피와 알코올, 인스턴트식품으로부터 건강을 지키는 데 가장 좋은 명약이 바로 제철 약차인 것이다.

자연은 대우주, 우리 몸은 소우주

약차를 만들다 보면 차들이 제각각 고유한 맛을 지녔음을 발견하게 된다. 식물은 저마다 신맛, 쓴맛, 단맛, 매운맛, 짠맛이라는 다섯 가지 맛, 즉 오미五味를 간직하고 있는데 그 오미가 오장육부에 특별한 처방이 된다.

차를 마실 때는 차의 오미를 느껴보자. 오미 중에서 어떤 맛이냐에 따라 오장육부 가운데 어디에 특효약이 되는지 알 수 있다. 오미의 약용 성분은 오장육부의 기혈을 보하기도 하고 사하기도 하면서 자연스럽게 각 장기들의 밸런스를 맞춘다.

자연은 대우주이며 우리 몸은 소우주다. 대우주에 거스르지 않고 조화를 이루어나갈 때 우리 몸은 가장 자연스럽고 활기 넘치는 상태가 된다. 영양가 있는 음식을 섭취하되 바르고 절제된 생활습관을 가져야 하며, 적절한 운동을 하고, 맑은 공기와 태양의 에너지를 받아들임으로써 정신과 육체를 건강하게 유지하도록 노력해야 한다. 여기에 더해 대사량을 높이고, 혈관을 청소하는 약차를 수시로 마시면 질병이 찾아오기 어려운 건강한 몸을 가질 수 있다.

차는 기호품이 아닌 약

유불도 3교의 일치를 주장한 조선 후기의 각안선사는 한잔의 차가 주는 의미를 〈다가茶歌〉라는 시로 표현했다. 각안선사는 이외에도 차에 관한 시를 여러 편 남길 정도로 차를 좋아했다. 서른 초반에 이질에 걸려 사경을 헤매던 각안선사는 차를 마시고 병에서 회복되었는데 〈다가〉는 이때의 체험을 시로 쓴 것이다.

1852년 가을, 각안선사가 대둔사 남암南庵에 머물고 있었다. 이질을 앓으며 근 한 달 동안 사경을 헤매는 그를 사형인 무위 스님과 사제인 부인 스님이 보

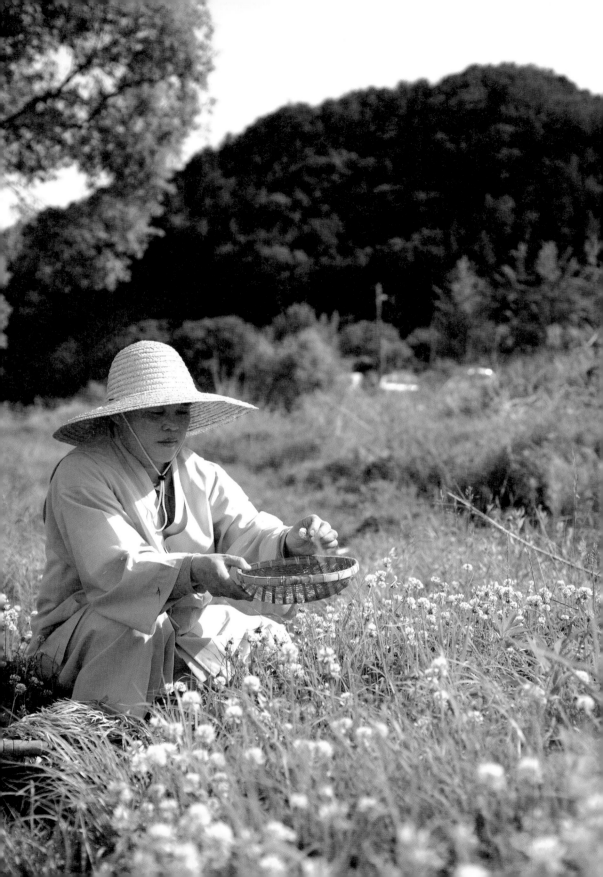

살폈다. 각안이 좀처럼 병에서 헤어나지 못하자 무위 스님이 방책을 모색했다.

"예전에 병석에서 사경에 계시던 어머니를 냉차冷茶로 구한 적이 있다네. 각안을 위해서 급히 달여서 먹여보세."

그러자 부인 스님이 말했다.

"제가 마침 오래전부터 지니고 있는 아차芽茶가 있습니다. 불시에 대비해서 두었던 것이지요."

부인 스님이 아차를 달여 각안 스님에게 주었다. 각안 스님이 한 잔을 마시자 배 속에서 부글부글 끓던 것이 가라앉고, 두 잔을 마시니 정신이 맑아졌고, 석 잔 넉 잔을 거듭 마시자 전신에서 땀이 솟고 뼛속까지 맑은 바람이 부는 듯 상쾌해졌다. 각안 스님은 차를 마시고 병이 나기 이전보다 기운이 회복되고 건강이 좋아져서 멀리 떨어져 있는 본가에 가서 어머니 제사까지 모셨다.

무위 스님이 냉차로 어머니를 구하고, 각안 스님이 아차로 이질을 치료했다는 소식을 전해 들은 세간 사람들은 모두 차의 약효에 놀랐다고 한다.

당시만 해도 차가 보편화하지 않았던 시절이다. 무위 스님과 부인 스님 정도만 차의 약효를 알고 있었다. 부인 스님도 평소에 마시려는 목적에서가 아니라 비상시에 약으로 쓰려고 소량 보관했던 것이다. 건강을 회복한 각안선사는 차에 깊은 관심을 갖고 〈차약설茶藥說〉을 써서 약초의 효능을 널리 알렸다.

차 전문서《다경茶經》을 집필한 중국 당나라 때의 문인 육우는 다성茶聖으로 불린다. 차에 관한 책으로는 세계에서 가장 오래된 책인《다경》은 총 3권으로 되어 있다. 육우는 이 책에서 "차는 본래 질병을 치료하기 위한 약재였다"고 밝힌다.

질병 치료와 해독에 차가 처음 사용된 시기는 4,000여 년 전이다. 중국의 전설적인 삼황三皇 중 염제 신농씨는 농업과 의약의 신으로 알려져 있다.《다경》에 따르면 신농씨는 식용이 될 만한 것을 찾아내려고 매일 100여 가지 초

목의 잎을 따서 맛을 보았다. 이렇게 수많은 독초를 먹고 중독되어 죽음과 직면했던 신농씨는 우연히 향이 좋은 나뭇잎을 따서 먹었는데 독이 씻은 듯 사라졌다.

신농씨는 그때부터 모든 초목이 가진 각각의 약성을 찾아내 효능을 조사하고 그에 따라 약재를 분류했다. 그것이 오늘날 사상체질과 질병에 따라 한약재로 쓰이게 되었다는 기록이 전해진다. 이처럼 차는 본래 기호품이 아니라 약으로 쓰이다가 향과 효능이 좋은 초목을 차라 부르게 되면서 오늘날 즐겨 마시는 차로 발전했다.

체질에 맞는 차를 마셔야 약이 된다

한자 '차茶'를 살펴보면 풀 '초艸'와 나무 '목木' 사이에 사람 '인人'이 있는 모양이다. 풀과 나무를 섭취해야만 온전하고 건강한 사람이 될 수 있다는 뜻이다. 곧 풀과 나무 자체가 자연이며 사람의 건강을 구성하는 요소다.

(tip) **차의 6가지 덕성** ─────────────

첫째, 오래 살게 한다.
둘째, 병을 낫게 한다.
셋째, 기운을 맑게 한다.
넷째, 마음을 편안케 한다.
다섯째, 신령스럽게 한다.
여섯째, 예의롭게 한다.

산야초는 종류별로 특성과 약성이 각각 다르기 때문에 체질에 맞지 않는 차를 마시면 오히려 건강을 해칠 수도 있다. 요즘은 몸에 좋다는 커피와 허브티, 꽃차, 약차가 무더기로 쏟아지고, 어디에 좋다는 소문이 나면 그다음 날 제품이 동난다. 그렇지만 그 차들의 약성 또한 제각각이다. 몸에 맞지 않는 차를 마시면 득보다 실이 많으니 반드시 가려 마셔야 한다.

오장육부에 이상이 생기면 병에 걸린다. 내 몸의 오장육부와 코드가 맞는 차를 기능에 맞게 복용해야만 한다. 앞서도 여러 번 말했지만 인공 감미료나 합성 보존료, 당분과 차가운 물, 아이스크림 등은 우리 몸을 상하게 한다.

예를 들면 쓴맛이 나는 차는 심장과 코드가 맞아서 심장을 보양하는 데 좋다. 하지만 열이 많은 사람이 쓴맛 나는 차를 마시면 좋지 않다. 열이 많은데 쓴맛이 나는 차를 마시면 심장과 폐가 상하고 소화기에도 문제가 생긴다. 또한 심장을 보양하는 약재라 하더라도 찬 성질을 가진 약재, 더운 성질을 가진 약재가 다르므로 잘 가려서 선택해야 한다.

열이 많고 심장에 문제가 있는 사람은 찬 성질의 약차를 마셔야 하고, 찬

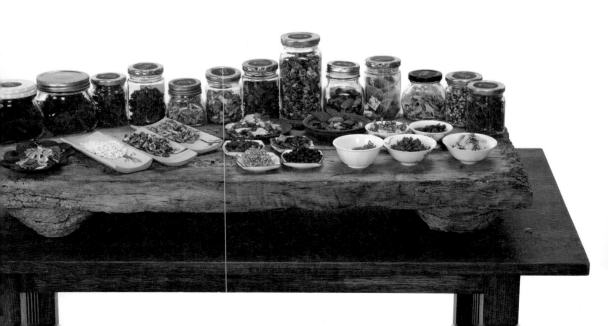

체질이거나 심장에 문제가 있는 사람은 더운 성질의 약차를 마셔야 한다. 이렇게 한잔의 차라도 자신의 체질에 맞게 잘 가려 마셔야 건강에 이롭고 생활에 활력소가 된다.

우리가 마시는 한잔의 차는 우리의 건강과 직결된다. 나는 자연이 키운 산야초로 체질에 맞는 맞춤형 차를 개발하기 위해 노력한다. 약차는 단순한 기호품이 아니라 내 몸을 살리는 중요한 약재로서 이처럼 심오한 의미를 지닌다.

약차에는 몸과 마음의 자연 정화 능력을 향상시키고 몸을 재생시키는 위대한 힘이 있다. 정신을 맑게 하고 마음에 힘이 생기게 할 뿐만 아니라 병을 낫게 하며, 해독과 정화 기능을 하고, 사람들끼리 대화와 정을 나누게 하는 사회적 기능까지도 겸비한다.

내 손으로 직접
만들어 마시는 즐거움

잡초가 아니라 생명초입니다

여행이나 출장 등으로 다른 나라에 다녀오면 우리나라 기후가 얼마나 좋은지, 우리가 얼마나 훌륭한 토양과 물을 누리며 사는지 새삼스레 체감한다. 아름다운 들과 숲에 싫증을 낼 틈도 없을 만큼 다양한 산야초가 자라고, 풍부한 과일과 꽃, 한방 약재들이 생산되는 축복받은 땅이다.

요즘은 등산 동호회 활동을 하며 주말마다 산을 찾는 사람들이 많다. 등산을 하다 보면 온갖 식물들을 만나게 된다. 실제로 4,000여 종에 이르는 많은 식물들이 우리나라 산속에서 자란다. 그런데 이 식물들이 건강에 좋은 약재라는 사실을 아는 사람은 많지 않다. 반면 서구에서 들어온 낯선 식품이 건강에 좋다는 방송이 나오면 온라인 판매점에서 온통 난리법석이 일어나며 품절 사태가 벌어진다. 이해하기 어려운 일이다. 우리 산야에 지천으로 피어나는 약용식물은 외면하면서, 산지의 생태환경이 어떤지, 내 몸에 맞는 차인지 확인도 하지 않고 외국 차의 효능을 맹신하는 세태가 안타까울 따름이다.

잡초인 줄 알고 가볍게 지나치는 식물들 중에도 약리 성분이 뛰어난 것들이 많다. 자연에서 나는 모든 식물은 약이 된다고 볼 수 있다. 길가에서 이름 없이 피고 지는 풀이라고 생각했던 모든 식물이 우리 몸을 살리는 생명초가 될 수 있는 것이다. 어느 시인의 말처럼 밉게 보면 다 잡초로 보이지만 내 몸을 살리는 약초라고 생각하면 풀 한 포기도 매우 귀하고 소중한 생명초임을 알 수 있다. 이러한 약초가 바로 우리를 지키고 살리는 생명의 근원이 된다.

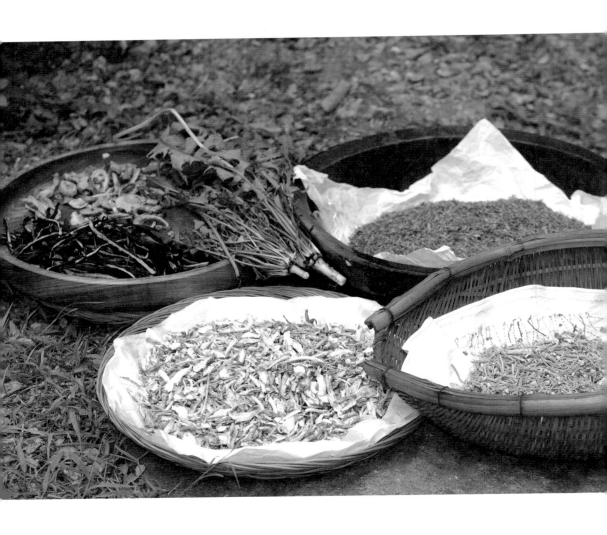

　최근 들어 우리 땅에서 나는 약초와 약재 그리고 약차의 우수성이 의학계
에서 입증되고 있는 것은 무척 다행스런 일이다.

돈 들이지 않고 내 몸에 맞는 약차를 만들 수 있다

　지천에 널린 식물들 가운데 내 몸에 잘 맞고 좋은 것이 있다는 사실을 알

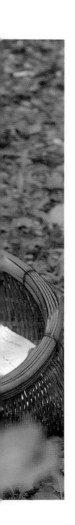

고도 그냥 지나칠 사람은 없을 것이다. 그러한 약초들을 직접 채취해 차를 만들면 자신은 물론 가족의 건강까지 챙길 수 있다. 내 손으로 만들었으니 의심 없이 믿고 마실 수 있다. 이렇게 내 몸에 맞는 차를 손수 만들다 보면 내 건강을 스스로 챙긴다는 생각에 보람도 느낀다.

내 몸에 맞는 약초를 채취해 직접 다듬고 덖어서 차를 만들어 먹으면 큰돈 들이지 않고도 내 몸에 맞는 보약을 지어 먹는 것과 마찬가지다. 또한 내 손으로 정성껏 만든 차를 지인들에게 선물하면 큰 행복을 나누는 것이니 자리이타自利利他가 따로 없다. 나도 이롭고 남도 이롭게 하는 최고의 축복이다.

나는 그동안 제철에 맞는 약차를 만들려고 우리나라 산과 들을 무척이나 헤매고 다녔다. 그렇게 찾아 헤매던 꽃과 식물들을 발견할 때마다 마치 신대륙을 발견한 것처럼 기뻤다. 사실, 약초는 어디에나 있지만 일반인들에게는 이것이 귀한 약으로 느껴지지 않는다. 꼭 필요해서 찾는 사람과 간절하게 원하는 사람에게만 소중한 약이 되어 나타나는 것이다. 그렇지 않은 사람들에겐 아무리 좋은 약도 길가에 흔한 잡초일 뿐이다.

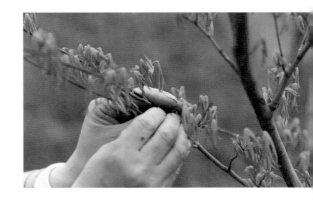

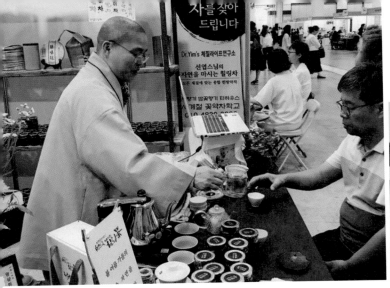
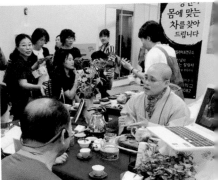

사상체질에 따라 골라 마신다

식물에 대한 지식이 있어도 자신의 체질을 알지 못하면 무용지물이다. 이 모두를 알아야 내 몸에 유익한 차를 선택해 마실 수 있고, 내 몸에 맞는 차를 마셔야 생체 에너지가 활성화되고 건강해진다.

그러자면 먼저 사상체질을 이해할 필요가 있다. 자신이 어느 체질에 속하는지 파악한 후 그에 맞는 차를 꾸준히 마시면 장수의 비결을 획득해 건강하고 행복한 삶을 누릴 수 있다. 다시 한 번 강조하지만 자신의 체질에 맞는 차를 마셔야 한다는 것을 잊지 않기 바란다.

• 태양인에게 좋은 약차

태양인은 화가 많은 체질이므로 가슴 답답함을 느끼고 잘 토하는 편이다. 이런 체질이라면 맑은 성질을 지닌 연잎차, 오가피차, 솔잎차, 모과차, 감잎차 등을 마시면 좋다. 태양인이 약차를 마시고 소변을 잘 내보내면 건강에 이롭다.

• 태음인에게 좋은 약차

태음인은 비만이 되기 쉬운 체질로 혈압이 높으며, 당뇨나 동맥경화 등 각종 성인병 발병률이 다른 체질에 비해 월등히 높다. 그러므로 습과 담, 열을 제거하는 녹차, 작두콩차, 맥문동차, 율무차, 오미자차, 칡차 등을 마시면 좋다. 태음인이 땀을 시원하게 배출하면 건강에 이롭다.

• 소양인에게 좋은 약차

소양인은 열이 많고 성격이 급한 체질이다. 이들은 신장염, 방광염, 요도염에 잘 걸린다. 열이 많은 소양인은 시원한 성질의 산수유차, 구기자차, 결명자차, 녹차, 수박차 등을 꾸준히 마시면 효과를 볼 수 있다.

• 소음인에게 좋은 약차

소음인은 몸이 차고 위장 기능이 약한 체질이다. 주로 소화불량, 위산과다, 복통을 호소하며 손발이 차갑고 몸이 허약하다. 그러므로 따뜻한 성질의 약재를 활용한 유자차, 인삼차, 생강차, 대추차, 당귀차, 계피차, 두충차 등을 마시면 좋다.

약차의 재료가 되는 식물의 뿌리, 줄기, 잎, 꽃, 열매는 신체의 약한 부분은 보강해주고 강한 부분은 가라앉혀 몸의 균형을 되찾게 한다.

각각의 특징을 대략 살펴보면 뿌리에는 강한 양기 성분이 많다. 열이 많은 체질이 뿌리 식품을 지나치게 섭취하면 이미 있던 속열에 식품의 열까지 더해진다. 이는 올바른 섭생 방법이 아닐뿐더러 장기적으로는 심혈을 상하게 할 수 있다.

또한 몸이 차가운 체질이 수기水氣가 왕성한 식물이나 잎, 열매 등을 과잉 섭취하면 심장의 혈액순환과 해독이 원활치 않게 되므로 건강에 해롭다. 선조들의 전통 섭생법을 통해 식물의 특징을 이해하고 각자의 체질에 맞는 음식을 찾아야 한다. 체질에 맞는 식품과 약차를 먹고 마시는 것이야말로 가장 좋은 건강 관리법이다.

오장육부가 좋아하는 맛은 따로 있다

우리 몸은 오장육부로 이루어져 있다. 오장은 간장, 심장, 비장, 폐장, 신장 등 5가지 내장을 말하며, 육부는 대장, 소장, 쓸개, 위, 삼초三焦, 방광 등 6가지 기관을 말한다. 또한 삼초는 상초上焦, 중초中焦, 하초下焦로 나뉘는데 상초는 코와 입 등 호흡기관, 중초는 위와 장 등 소화기관, 하초는 항문과 생식기관을 가리킨다. 오장육부 가운데 하나라도 이상이 생기면 몸의 균형이 무너져 심각한 병에 걸린다.

동양철학에서는 인체의 오장을 오행(목·화·토·금·수)에 빗대어 기능적 상관관계를 설명한다. 중국의 가장 오래된 의학서인 《황제내경黃帝內經》〈소문편素問編〉에는 오장육부에 대해 다음과 같은 기록이 있다.

> "오장은 정기를 간직하여 쏟아내지 않고, 차서 실하지 아니하며, 육부는 소화물을 전하여 간직하지 않고, 실해서 차지 않는다. 이것은 물이 입으로 들어가면 위가 실하고 장이 허해지며, 음식물이 내려가면 장이 실하고 위가 허해진다. 그러므로 장부가 실해서 차지 않고, 차서 실하지 아니하다."

우리 몸의 오장은 각기 다른 물질을 좋아한다고 되어 있다. 간과 쓸개는 신맛, 폐장과 대장은 매운맛, 심장과 소장은 쓴맛, 위장과 비장은 단맛, 신장과 방광은 짠맛을 좋아한다.

다음과 같이 우리 몸의 오장과 오행 또한 상관관계를 이룬다.

오행	신체기관	오장육부	색	계절	맛
목木	눈	간·쓸개	초록	봄	신맛
화火	혀	심장·소장	빨강	여름	쓴맛
토土	입	위·비장	노랑	환절기	단맛
금金	코	폐·대장	흰색	가을	매운맛
수水	귀	신장·방광	검정	겨울	짠맛

절기에 어울리는 약차

절기란 우주의 생장과 사멸이 진행되는 순환의 원리로 대우주의 기온, 햇빛, 습도, 공기, 바람에 따라 변화가 일어난다. 대우주 가운데 소우주인 사람의 몸도 생명을 유지하기 위해 절기의 변화를 따라가는데, 이러한 절기의 특징을 이해하면 우리 몸을 더욱 잘 다스릴 수 있다.

식물은 계절별로 그 특성과 약성이 다르다. 봄에 잔설을 헤치고 나온 식물의 새싹은 인체에 기를 불어넣는 데 큰 효과가 있다. 여름 식물들은 잎이 푸르고 힘이 있어 그 영양분이 피를 맑게 해주고, 인체의 체體에 해당하는 가을 열매는 혈기를 북돋아준다. 또한 인체의 정精에 해당하는 겨울 식물은 모든 것을 버리고 뿌리만으로 추위를 견디기 때문에 몸을 튼튼하게 해준다. 계절별로 식물의 특징과 몸에서 필요로 하는 영양분이 다르므로 제철 재료로 차를 만드는 것이 중요하다.

계절이 바뀌는 환절기에는 몸이 외부 온도에 적응하지 못해서 건강을 해치기 쉽다. 이럴 때 따뜻한 차를 수시로 마시면 감기 예방과 피로회복에 큰 도움이 되고, 움츠린 몸에 영양을 공급해 활기를 불어넣는다. 절기에 맞는 다양한 약차는 신체와 정신의 균형을 잡아주는 특효약이 될 수 있다.

• 봄: 기운을 북돋는 차

겨우내 움츠렸던 몸이 생명 활동을 위해 시동을 거는 시기다. 바람이 부는 것처럼 몸에 풍기가 많이 돌며, 많은 에너지(양기)를 필요로 하기 때문에 몸이 쉬 피로해지며 춘곤증을 느끼게 된다. 이 시기에 몸에 필요한 것은 새싹의 에너지인 목木의 기운이다. 그래서 봄에는 특히 잎차나 순차를 마시면 좋다.

> 녹차, 매화차, 목련꽃차, 솔잎차, 냉이차, 생강나무꽃차, 당귀순차, 오가피순차, 엄나무순차, 감잎차, 뽕잎차, 홑잎차, 찔레꽃차, 단풍잎차, 은행잎차, 다래순차, 칡차, 겹황매화차 등

• 여름: 태양의 건강한 에너지를 담은 차

화火의 기운으로 무덥고 습하며, 생명을 성장시키기 위해 태양의 에너지가 강한 절기이다. 땀으로 수분이 과다 배출되어 심장에 무리가 가기 쉬우며 피부는 냉해진다. 속열을 가라앉히고 몸의 열기를 풀어주는 데 특히 꽃차가 도움이 된다.

> 깻잎차, 수박차, 환삼덩굴차, 연꽃차, 연잎차, 박하차, 어성초차, 아카시아꽃차, 비트차, 야관문차, 부추차, 개똥쑥차, 표고버섯차, 둥굴레꽃차, 개망초차, 옥수수수염차, 질경이차, 민들레차, 수국차, 불두화차 등

• 가을: 수채화처럼 맑은 차

금金의 기운으로 쌀쌀하고 매서운 계절이다. 가을이 되면 나무들이 잎을 떨어뜨리듯이 우리의 몸도 겨울을 준비하는 단계로 접어든다. 영양분을 비축하는 시기이므로 가을에 땀을 많이 흘리는 것은 좋지 않다. 이 시기에 열매차와 뿌리차를 만들며 긴 겨울철 영양을 위해 잎차도 준비한다.

국화차, 여주차, 우엉차, 돼지감자차, 호박차, 연근차, 맨드라미꽃차, 초석잠차, 도라지차, 백년초차, 무차, 더덕차, 칡차, 구기자차, 하수오차, 황기차, 두충차, 모과차, 둥굴레차, 백출차, 천궁차 등

• 겨울: 몸에 기를 불어넣는 차

수水의 기운이 강한 겨울은 모든 생명에게 고통과 시련의 절기이다. 곰이 겨울잠을 자듯이 인체는 절전 모드로 에너지를 최대한 비축하여 모공을 닫고 에너지 소비를 줄인다. 몸을 따뜻하게 해주는 차가 절대적으로 필요한 시기다. 그래서 겨울에는 다양한 약재로 만든 한방차와 뿌리차가 특히 좋다.

쌍화차, 감초차, 보이차, 유자단, 유자차, 대추차, 계피차, 생강차, 우슬차, 당귀차, 겨우살이차, 귤피차, 팥차 등

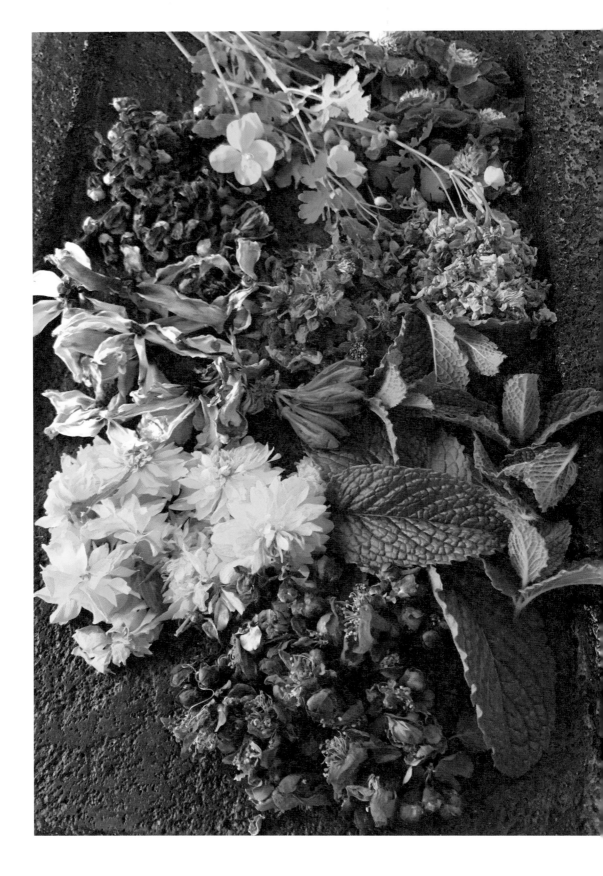

차를 만들기 전에
알아야 할 것들

차를 만드는 과정을 '제다製茶'라고 한다. 차를 만들기 앞서 재료에 대해 이해하고 제다 용어를 살펴보자. 아울러 차의 약성을 높여 더욱 효과적으로 음미하는 방법도 알아두자.

차는 자연에서 자란 순수 유기농 식물을 채취해서 만드는 것이 기본이다. 그런데 모든 식물은 렉틴lectin이라는 물질을 품고 있다. 바이러스에서부터 포유류에 이르기까지 모든 생명체에 존재하는 렉틴은 포식자로부터 스스로를 보호하기 위해 내뿜는 독성 물질이다. 그래서 우리는 육류, 어패류, 채소류 등을 조리해서 먹는다. 그런데 차는 법제 과정에서 다른 음식보다 렉틴으로부터 안전하며, 우리 몸에 영양분이 가장 잘 흡수될 수 있는 상태로 변화된다.

좋은 차의 기준이 되는 것은 색色, 향香, 미味라는 3가지 요소가 오묘하게 조화를 이룬 것이다. 차의 색에 대해 말하자면 청취색이 제일 좋고, 남백색이 다음이며, 황색 등은 품品에 들 수 없다. 차의 맛은 달고 부드러운 것을 상품으로, 씁쓰레한 것을 하품으로 여긴다. 차는 저마다 고유의 향을 지니므로 다른 향을 섞으면 좋지 않다. 차를 마실 때는 천천히 차의 향을 먼저 음미한다.

발효 정도에 따른 분류

차는 일반적으로 찻잎의 형태, 산지, 품종, 채취 시기, 건조 방법, 가공 방법 등 여러 가지 기준에 따라 분류할 수 있다. 그중 발효 정도에 따른 6대 다류

茶類가 가장 널리 쓰이는 분류법이다. 똑같은 찻잎이라도 발효 정도에 따라 빛깔, 향기, 맛에 확연한 차이가 나타난다. 크게 백차白茶, 녹차綠茶, 청차靑茶, 황차黃茶, 홍차紅茶, 흑차黑茶로 나뉘는데, 이름에서 알 수 있듯이 서로 다른 빛깔을 띤다. 여기에 미생물에 의해 발효되는 보이차까지 더하면 7대 다류가 된다.

차에는 폴리페놀이라는 성분이 있다. 폴리페놀은 가공하는 과정에서 폴리페놀옥시데이스polyphenoloxidase를 만나면 성분이 변한다. 이러한 과정을 산화 혹은 발효라고 하며 발효 후에는 차의 색깔과 향기, 맛이 이전과는 많이 달라진다.

찻잎을 가열해 산화효소의 활성을 억제하는 것을 살청殺靑이라고 한다. 살청의 청은 차의 푸른 잎을 의미한다. 살청 전에 발효하는 것을 선발효, 살청 후

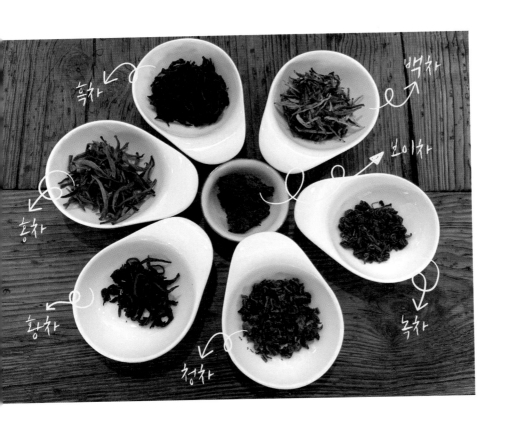

에 발효하는 것을 후발효라고 한다. 아울러 발효 여부와 정도에 따라 불발효차인 녹차, 반발효차인 청차, 완전발효차인 홍차, 후발효차인 황차와 흑차로 분류된다. 발효는 차를 만드는 과정에서 일어나는 현상이므로 6대 다류를 반드시이해할 필요가 있다.

• 불발효차

찻잎을 채취한 뒤 바로 증기로 찌거나 가마솥에 덖어 효소의 산화 작용을억제한다. 이런 방식으로 발효가 일어나지 않게 함으로써 녹색을 그대로 유지시켜 만든 차다. 대표적으로 녹차가 있다.

• 반발효차

햇볕 아래서 혹은 실내에서 찻잎을 시들리거나 휘저어 섞어줌으로써 찻잎 속에 있는 성분의 일부가 산화되어 향기가 나게 만든다. 중국 푸젠성과 광둥성, 타이완 등지에서 주로 생산하며, 황차와 우롱차가 반발효차에 속한다.

• 완전발효차

찻잎을 반그늘에 잠시 널어두었다가 실내로 옮겨 장시간 시들린다. 그런다음 찻잎에 있는 수분을 증발시킨다. 찻잎을 비벼주는 과정을 유념이라고 하는데 완전발효차는 찻잎을 유념하여 잎 속에 들어 있는 효소의 활동을 촉진한 후 건조한 차다. 80% 이상 발효시킨 홍차 계열이 여기에 속한다. 열대지방이 주산지인 홍차는 일조량이 많을수록 타닌tannin 성분이 강해서 품질이 좋아진다.

• 후발효차

녹차를 만들 때처럼 효소를 파괴시킨 후 찻잎을 퇴적시켜 공기 중에 있는 미생물의 번식을 유도한다. 이렇게 해서 다시금 발효가 일어나게 만든 것이 후 발효차다. 대표적인 것이 보이차다.

제다 용어

재료를 채취한 다음 위조 ▷ 살청 ▷ 유념 ▷ 훼궤 ▷ 쇄청 과정을 거쳐 1차 완성된 차를 '모차母茶'라고 한다. 다음은 2부에서 자주 언급할 제다 용어들로 이 과정을 이해하면 약차 만들기가 한결 수월할 것이다.

위조	그늘에서 재료를 시들리는 것을 말한다.
살청	시간이 지날수록 재료의 산화와 갈변이 일어나는데, 이를 방지하기 위해 고온에서 덖는 것을 말한다.
유념	차의 영양분이 잘 우러나도록 재료를 비벼 상처 내는 것을 말한다.
훼궤	유념 후에 뭉쳐진 덩어리를 풀고 털어내는 것을 말한다.
건조	솥에서 약한 불에 덖어 수분을 날리는 것을 말한다.
쇄청	비타민D가 만들어지도록 햇볕에 건조하는 것을 말한다.
잠재우기	숙성과 발효 과정을 말한다.
보관	완성된 차는 방습제를 넣은 유리병에 담아 밀봉한 후 반드시 그늘진 곳에 두어야 한다. 햇빛에 두면 갈변과 산화가 일어나기 때문이다.

준비물

가정용 건조기, 면포, 나무주걱, 대바구니, 팬, 찜솥, 종이호일, 토시, 한지

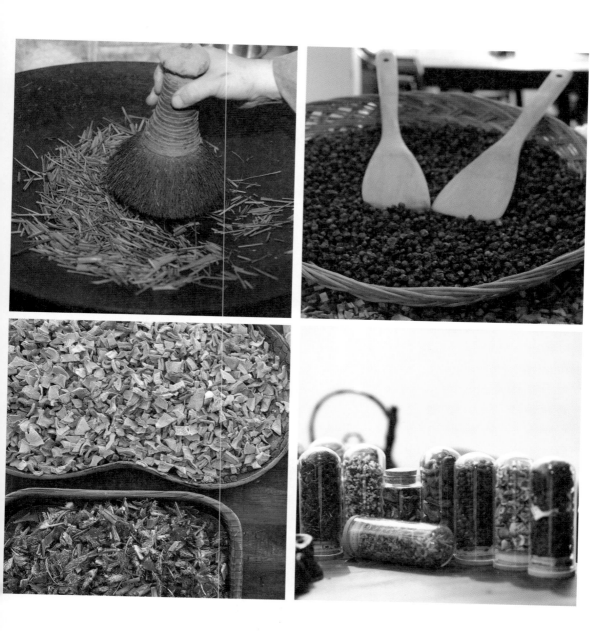

약차 마시는 법

　여기서 소개하는 모든 약차는 뜨거운 물을 부어 우려 마신다. 약차의 양은 1인 기준 3~5g이 적당하며, 이 정도면 5~7회 우려 마실 수 있다. 먼저 찻물이 끓으면 뚜껑을 30초가량 열고 김을 한번 날려준다. 녹차를 제외한 모든 약차는 100℃의 물을 붓고 차가 우러나면 작은 잔에 수시로 따라 마신다. 차가 식으면 타닌 성분으로 인해 떫은맛이 나므로 따뜻하게 마셔야 부드러운 맛과 본연의 향을 즐길 수 있다.

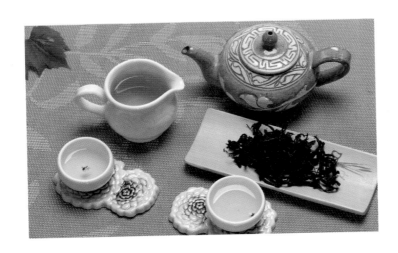

고대 중국의 의학서인 《황제내경皇帝內徑》에 이런 내용이 있다.

"무릇 현명한 사람은 병을 고치기 이전에 병이 들지 않도록 조치한다. 병이 든 뒤 약을 쓰는 것은 목마를 때 우물을 파는 것처럼 이미 늦은 것이다."

질병의 치료보다 예방이 더 중요하다는 뜻이다. 이러한 한의학의 정신 때문에 한의학을 '예방의학'이라고도 한다. 그래서 나는 간호학을 전공하는 학생들에게 병든 사람을 간호하는 것도 좋지만 예방간호학을 공부하라고 누누이 강조한다.

내 몸을 살리는 약차의 정신 또한 이와 일맥상통한다. 약차는 면역력을 높이고 혈관 기능을 강화하는 고농축 영양식품으로 꾸준히 마시면 질병 예방 효과가 탁월하다.

약한 몸으로 태어나 어른이 되고도 건강 문제로 고생했던 나는 수행 생활 가운데 차를 마시고 만드는 법을 찾음으로써 다행히 건강을 되찾았다. 약사였던 외삼촌이 침과 한방 약재를 연구하며 다각도로 환자를 보살피는 모습을 지켜보았는데 그것을 통해 병이 나기 전부터 약초로 몸을 튼튼히 하고, 면역체계를 강화해야 한다는 사실을 일찍이 터득할 수 있었으니 늘 감사하다.

반드시 시스템을 갖춘 병원에서 진료받고 의사의 처방을 따라야 하는 병도 있다. 하지만 전 국민이 기초 학문과 건강에 관심이 많고 인터넷의 보급으로 전문 분야 지식이 개방되어 있는 오늘날에는 의학 정보의 습득이 용이하므로 굳이 병원에 자주 가지 않더라도 약차를 활용함으로써 생활 속에서 질병을 예방할 수 있다.

2부에서는 약차의 재료가 되는 식물들의 특징과 효능을 살펴보고, 그것을 차로 법제하는 과정을 상세히 소개한다. 현대인에게 흔히 찾아오는 각종 질환을 예방하고 증상의 개선에도 탁월한 효험을 보여주는 약차들을 한데 모았다. 유전적·환경적 요인으로 인해 자신에게 취약한 신체 기능을 강화할 수 있도록 주요 기능별로 효과적인 약차들을 묶어서 구성했다.

이 책에서 소개하는 약차는 가정에서 일반적으로 하듯이 재료를 설탕에 절이거나 오래도록 뭉근히 끓여 마시는 차가 아니다. 전통차의 제조 방식인 덖기(살청), 비비기(유념), 건조 등의 과정에다 내가 오랜 연구와 실험 끝에 찾아낸 비법을 더했다. 그래서 약효를 최대한 끌어올리고 맛과 향을 좋게 하여 누구나 부담 없이 마실 수 있는 것이 특징이다. 또한 장기 보관이 가능하며, 어떤 차든 뜨거운 물만 부어 여러 번 우려 마시면 되니 간편한 것이 가장 큰 장점이다. 블렌딩해서 마시면 맛과 효능이 더 좋아지는 차들은 마시는 법에서 상세히 소개한다.

약차의 재료가 되는 것은 우리 주변에서 흔히 볼 수 있는 평범한 나무와 풀이고, 그 꽃과 잎, 열매, 뿌리 등이다. 하지만 맛이 쓰고 향이 강한 이 재료들을 부담 없이 마실 수 있는 약차로 법제하려면 많은 노하우가 필요하다. 나는 산과 들에 지천으로 널린 산야초를 연구하고 그 성질을 분류하여 사람의 체질에 맞는 약차를 개발했다. 오랫동안 약차를 연구하면서 얻은 소중한 노하우를 이제 독자들과 나누고자 한다. 이름 모를 들풀이 귀한 약차로 거듭나는 과정을 살펴보며 약차의 무한한 매력에 빠져든다면 나에겐 더없이 기쁜 일이 될 것이다.

간의 해독을 돕는 약차

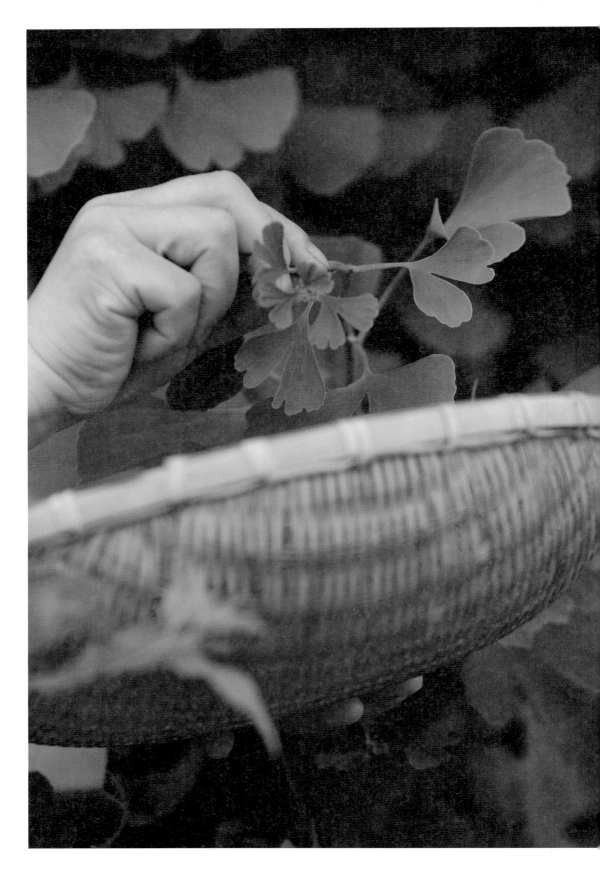

은행잎차

봄

특징　은행은 은행나뭇과의 겉씨식물로, 중국이 원산지이고 주로 온대 지역에서 자생
한다. 잎의 모양이 오리발을 닮았다고 해서 압각수鴨脚樹라고 부르며 공손수公孫
樹, 행자목杏子木이라고도 한다. 부채꼴 잎이 두 갈래로 갈라진 모양이지만 갈라지
지 않는 것도 있다.

4월에 황록색 꽃이 피고, 10월에 황색 열매가 달린다. 열매는 내피가 단단히 경
과된 핵과核果다. 겉껍질에 은행산ginkgoic acid과 점액질 빌로볼bilobol을 함유해서
악취가 나고, 피부에 닿으면 염증을 일으킨다. 암수가 확실히 구분되며 암나무에
서 심한 냄새가 난다.

효능　은행 열매에는 인仁이라는 청록색 배젖이 있다. 탄수화물 34.5%, 단백질 4.7%,
지방 1.7% 외에 카로틴, 비타민C 등을 함유하고 있다. 동시에 중독을 일으키는
청산배당체도 함유해서 많이 먹으면 좋지 않다. 한방에서는 백과白果라 부르며,
기침을 멈추게 하고 가래를 제거하는 효능이 있다. 기침, 천식, 가래, 백탁白濁, 빈
뇨 등에도 효과적이며 자양제로 복용하기도 한다. 은행잎차는 동맥경화, 심장병,
이질, 복통, 설사에 좋고 특히 간 기능 개선에 큰 도움이 된다.

한때 독일의 제약회사가 혈액순환 촉진제의 원료로 약성이 뛰어난 우리나라의
은행잎을 대량으로 사들여 화제를 모으기도 했다.

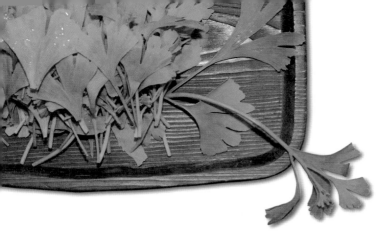

tip 은행잎 효소

효소로 만들 때는 푸른 은행잎에 물과 꿀 또는 설탕 시럽을 부어 1 대 1 비율로 섞은 뒤 1~3년간 발효시킨다.

만드는 법 __

1. 봄철에 어린잎을 따 그늘에서 시들리기를 한다.

2. 고온의 솥에서 덖은 후 유념을 한다.

3. 다시 3~4회 덖은 후 정오의 햇볕에 건조한다.

4. 방습제를 넣은 유리병에 담아 일주일 동안 그늘에서 숙성시킨다.

마시는 법 __

은행잎차는 그 자체로 마셔도 되지만 은행잎 효소와 블렌딩하면 맛이 더 좋다. 다관에 은행잎차와 효소에서 건져낸 잎을 넣고 뜨거운 물에 우려서 하루 한 잔씩 운치 있게 마신다. 은행잎에는 청산화합물이 들어 있으므로 한꺼번에 많이 마시는 것은 금물이며, 날것은 먹지 않도록 한다.

냉이차

봄

특징

향긋한 향이 일품인 냉이는 해넘이 한해살이 혹은 여름형 한해살이로 생명력이 아주 짧다. 주로 초봄 시골의 논밭에 많이 돋아나고 초여름에도 볼 수 있다. 3~6월에 흰 십자화가 피고 삼각형 열매에는 털이 없다.

봄의 전령으로 불리는 냉이는 특유의 향이 입맛을 돋게 하므로 나물이나 국으로 많이 먹는다.

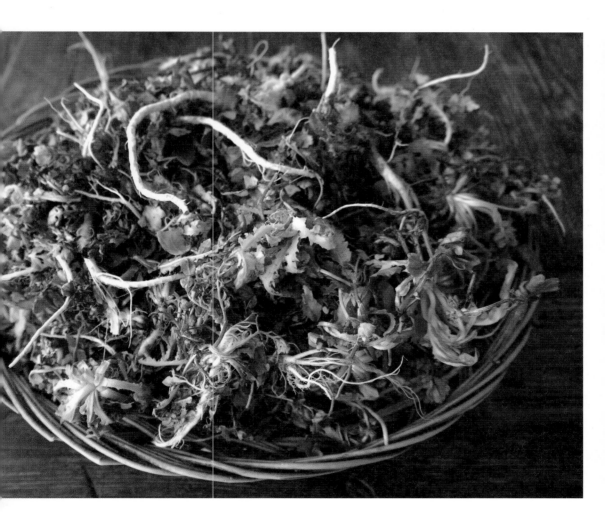

효능

《동의보감》에 "냉이는 간을 튼튼하게 하고 눈을 맑게 해준다"는 말이 나온다. 냉이는 비타민A · B1 · C가 풍부한 알칼리성 식물로 몸의 원기를 돋워 피로회복을 돕는다. 또한 칼슘, 칼륨, 인, 철 등의 무기질도 함유해 산후조리와 지혈에 효과가 있다. 잎에는 베타카로틴, 뿌리에는 콜린choline 성분이 있어 간경화와 간염을 앓는 사람이 먹으면 좋다. 여성들의 피부 미용에 도움이 되고 여드름을 방지하며, 각종 부인병에도 효험을 보인다.

특히 순환계와 신경계에 미치는 효능이 커서 몸속 어혈을 풀고 혈액순환을 좋게 한다. 또 콜레스테롤 수치를 낮춰 고혈압, 동맥경화, 뇌졸중을 예방하는 데도 탁월하다. 단백질 함유량 또한 매우 높다.

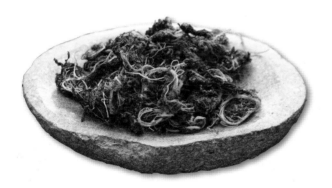

만드는 법 _

1. 냉이를 흐르는 물에 깨끗이 씻어서 물기를 없앤다.
2. 냉이를 통째로 솥에서 덖는다.
3. 유념을 한 다음 뿌리를 예쁘게 감아 다시 덖는다.
4. 덖음 과정이 끝나면 정오의 햇볕에 건조한다.
5. 유리병에 담아 그늘에 보관한다.

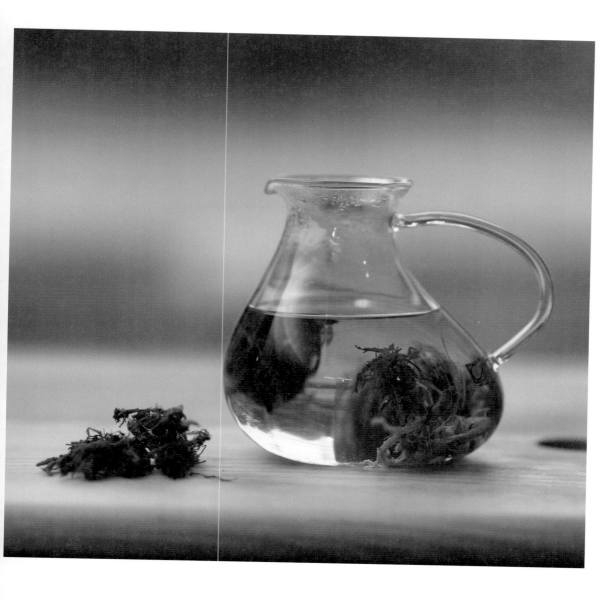

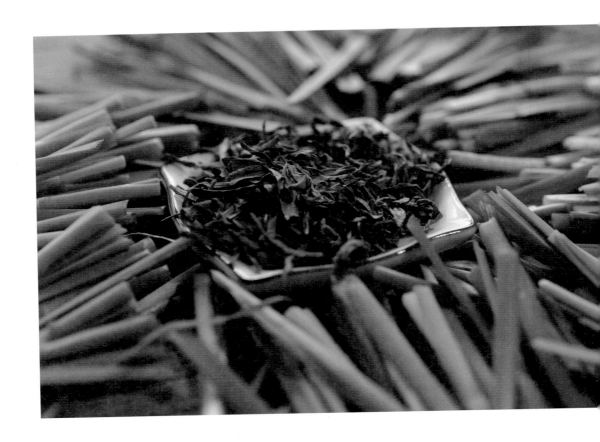

부추차

봄 | 가을

효능

부추는 백합과에 속하는 다년생식물로 동남아시아가 원산지이며 우리나라 전역에서 잘 자란다. 봄부터 가을까지 서너 번 잎이 나며 씨앗을 뿌려두면 쑥쑥 성장한다. 여름철에 하얗고 작은 꽃이 피며, 지방에 따라 정구지, 부채, 부초, 난총, 솔이라고도 부른다. 《동의보감》에서는 기양초, 장양초라고 하는데 마늘처럼 정력에 좋은 채소라는 뜻이다.

부추는 봄부터 가을까지 손쉽게 수확할 수 있고, 아파트 베란다에서도 화분에 심어 다양하게 활용하기 좋은 식재료다. 뿌리 쪽의 흰 부분부터 꽃대까지 차로 만들 수 있다.

특징

부추의 독특한 향을 내는 유화 알린allin 성분은 몸에 흡수가 빠르며, 자율신경을 자극하고 에너지 대사를 활발하게 한다. 비타민A·C, 카로틴, 철분 등뛰어난 영양 성분을 함유해 강장제로 효과적이다. 항산화 물질인 베타카로틴은 노화의 원인이 되는 활성산소 발생을 억제하며 당뇨로 인한 갈증을 개선하는 데도 도움이 된다.

한의학 고서에 따르면 부추는 간을 보호하고, 심장·위·신장·폐의 기능을보호하며, 모든 혈증을 다스린다고 기록되어 있다. 부추는 성질이 따뜻하고맛은 시고 맵고 떫은데 이처럼 다양한 맛은 오장육부에 좋은 식물임을 의미한다. 부추의 씨앗은 한방에서 구자韭子라 하여 체온을 상승시키는 약으로사용했다. 각혈, 토혈 등에 부추즙을 내어 따뜻하게 마셨으며, 지혈제로도많이 이용된다.

만드는 법 _ 1. 부추를 깨끗이 씻어 차를 우리기 좋게 적당한 길이로 자른다. 너무 잘게 자르면 차를 우릴 때 모양과 탕색이 좋지 않다.
2. 부추가 진한 청록색을 띨 때까지 살청한다.
3. 살청이 끝나면 식힌 다음 가볍게 유념하고 다시 덖는다.
4. 햇볕에 건조한 후 방습제를 넣은 유리병에 보관한다.

마시는 법 _ 다관에 부추차를 넣은 뒤 뜨거운 물을 약간 식혀서 붓고 여러 번 우려내어 마시면 몸에서 열기를 느낄 수 있다. 공복에 마시면 더욱 효과적이다. 부추차는 독특한 맛과 향이 있어서 오로지 싱글티로만 마시는 것이 좋다. 다른 차와 블렌딩하면 부추차의 맛도, 다른 차의 맛도 놓치게 된다.

다래순차

봄

특징

다래순은 다래나뭇과의 덩굴식물이다. 깊은 산의 계곡이나 바위가 많은 지역에 군락을 이루어 서식한다. 이웃한 나무에 덩굴을 감아서 자라거나 큰 바위에 기대어 7m까지 뻗어나간다. 6~12cm 정도 되는 넓은 잎은 끝이 뾰족한 타원형이다. 잎 가장자리에 바늘 모양 톱니가 있으며, 가을이면 노랗게 물든다. 5월이 되면 연한 갈색빛이 도는 흰 꽃이 핀다. 10월이 되면 둥글고 달콤한 노란색 혹은 녹색 열매가 달린다. 어린순은 나물로 먹으며 열매도 식용으로 쓰인다.

효능

다래순은 비타민C가 풍부하며 여성들의 다이어트에 매우 좋다. 특히 식이섬유가 풍부해서 배변활동을 돕고 변비 예방에 효과적이다. 또한 다래순차는 입맛을 회복시킨다. 관절염과 감기에 좋고 면역력 향상에도 도움을 준다. 만성 간염, 간경화증으로 황달 증상이 나타날 때 먹으면 효과가 있으며, 구토와 소화불량을 완화하고 피로를 풀어준다. 그 밖에도 불면증, 괴혈병, 고열 증상에 도움이 된다.

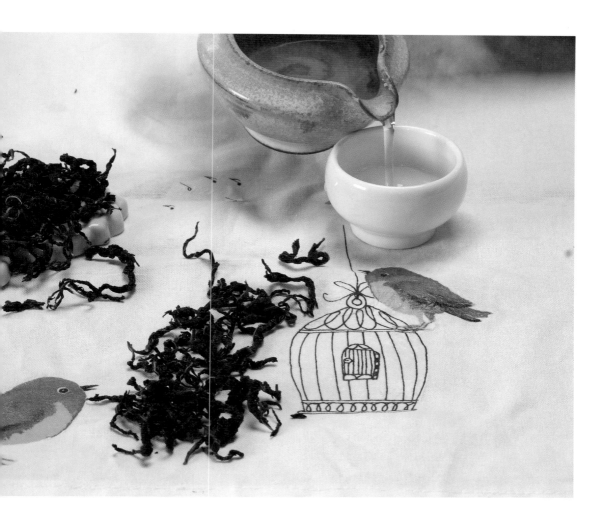

만드는 법 _

1. 색이 선명하고 여린 다래순을 바람이 잘 통하는 그늘에서 살짝 시들린다.

2. 고온의 솥에서 덖은 후 유념을 한다.

3. 수분을 날리고 뭉친 잎을 털어서 풀어준 후 솥에서 덖는다.

4. 가볍게 다시 유념을 한 후 솥에서 저온 건조한다.

5. 햇볕에 건조한 뒤 유리병에 담아 그늘에 보관한다.

엉경퀴차

봄

특징

엉경퀴는 국화과의 여러해살이 쌍떡잎식물이다. 한국, 일본, 중국의 산과 들에서 주로 자란다. 잎이 좁고 녹색이며 가시가 많아서 가시나물이라고도 부른다. 가시가 많은 엉경퀴를 가시엉경퀴, 꽃이 흰색인 엉경퀴를 흰가시 엉경퀴라고 부른다.

6~8월에 가지와 줄기에 매달린 형태로 자주색이나 적색 꽃이 핀다. 익어도 껍질이 갈라지지 않는 수과瘦果로 열매 크기가 4mm 정도다. 50~100cm 정도 자라는 곧은 줄기 전체에 거미줄 같은 흰 털이 있다.

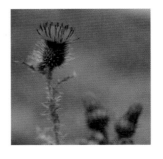

만드는 법 _

1. 엉경퀴의 어린잎을 적당한 크기로 자른다.
2. 깨끗이 씻은 잎을 반그늘에서 건조해 수분을 날린다.
3. 적당히 건조되면 나무주걱을 이용해 덖는다.
4. 완전히 익었다 싶으면 주걱으로 찻잎을 가볍게 눌러준다.
5. 그다음 다시 덖어서 솥에서 완전 건조한다.
6. 투명한 유리병에 담아 일주일 정도 숙성시킨다.

마시는 법 _

엉경퀴차는 어떤 차보다 맛과 향이 뛰어나며 홍차와 블렌딩하면 좋다. 엉경퀴 잎은 어릴 때는 부드럽지만 조금만 자라면 잔가시가 있기 때문에 차를 우릴 때 촘촘한 거름망에 넣어서 우려내도록 한다.

(tip)

엉경퀴 가시가 억세지는 여름철에는 차를 만들기가 쉽지 않으므로 잎이 연한 봄철에 차를 만드는 것이 좋다. 이때 손으로 만지지 말고 꼭 가위를 사용해야 한다. 엉경퀴 가시에 찔리면 염증으로 오래 고생할 수 있으니 각별한 주의가 필요하다.

효능

엉겅퀴에 함유된 플라보노이드flavonoid 성분은 체내에 흡수된 알코올을 분해해서 배출하는 이뇨 작용을 하며 다이어트에 매우 효과적이다. 특히 엉겅퀴 속 실리마린silymarin이라는 성분은 간세포의 신진대사를 촉진하고, 어혈을 풀어주며, 해독 기능이 뛰어나다. 그 밖에도 혈압을 낮추고 지혈 작용을 하는 등 다양한 효능이 있다. 또한 실리마린은 항암, 항균 효과가 뛰어나며 상처 치유, 아토피, 피부병에도 좋다. 여성들의 신경통 약으로 많이 쓰이며, 정력 증대에도 도움이 된다.

한방에서는 가을에 엉겅퀴 줄기와 잎을 그늘에 말려 사용한다.

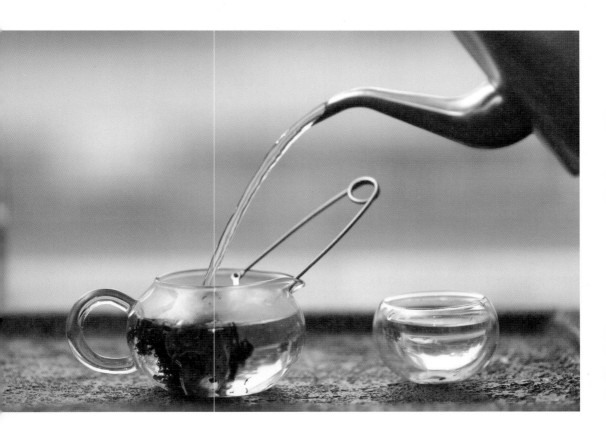

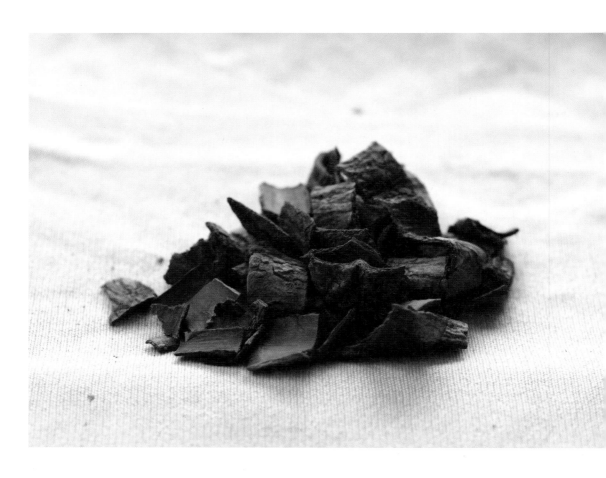

두충차

가을

특징

두충은 두충과에 속하는 낙엽교목이다. 꽃은 암수 따로 피는 이가화二家 花로서 꽃부리와 꽃받침이 없다. 열매는 긴 타원형이며, 껍질과 열매에서 실타래처럼 끈끈한 점액질이 나온다. 두충은 중국 최초의 본초 전문서인 《신농본초경神農本草經》에 약재로 기록되어 있는 오래된 식물 가운데 하나로 예부터 한약재로 널리 이용되어왔다. 예전에는 중국에서 한약재로 수입해왔으나 지금은 우리나라에서 많이 재배한다.

효능

두충은 112종의 성분을 함유한 것으로 확인되었다. 주요 활성 성분인 리그난 lignan과 이리도이드iridoid 외에도 훼놀수지류phenolic, 스테로이드steroid, 테르페노이드terpenoid, 폴라보노이드 등의 성분을 함유한다.

두충은 콜레스테롤과 혈압을 낮추는 데 도움이 되며, 신장 기능 저하를 비롯해 요통, 무릎 통증, 수족냉증에도 효과적이다. 특히 간을 보호하고 비만을 억제하며 당뇨에도 효능을 보인다. 그 밖에 골관절과 신경계에 좋으며, 항산화 기능이 뛰어나고 면역력을 높여준다.

두충은 장기간 약물 또는 음료로 이용되어왔으나 독성이 있고 이에 대한 연구가 다소 미흡하므로 주의해야 한다. 두충의 독성은 두족류나 설치류에 영향을 주는 것으로 나타났지만 개와 원숭이를 대상으로 한 실험은 아직 이루어지지 않았다. 잘못 섭취하면 두통, 현기증, 부종 등 가벼운 부작용이 나타날 수 있다.

만드는 법 _

1. 잘 말린 두충을 우려내기 좋은 크기로 자른다.
2. 가볍게 세척한 후 솥에 물을 조금 붓고 덖는다.
3. 식힘과 덖음을 여러 번 반복한다.
4. 덖음 과정이 끝나면 햇볕에 건조한다.
5. 방습제를 넣은 유리병에 보관한다.

마시는 법 _

가벼운 약차와 블렌딩해서 마시면 좋다. 꿀을 조금 타거나 계피차 또는 생강차와 함께 마셔도 색다른 맛과 향을 즐길 수 있다. 저녁 식후에 마시면 숙면에 도움이 된다.

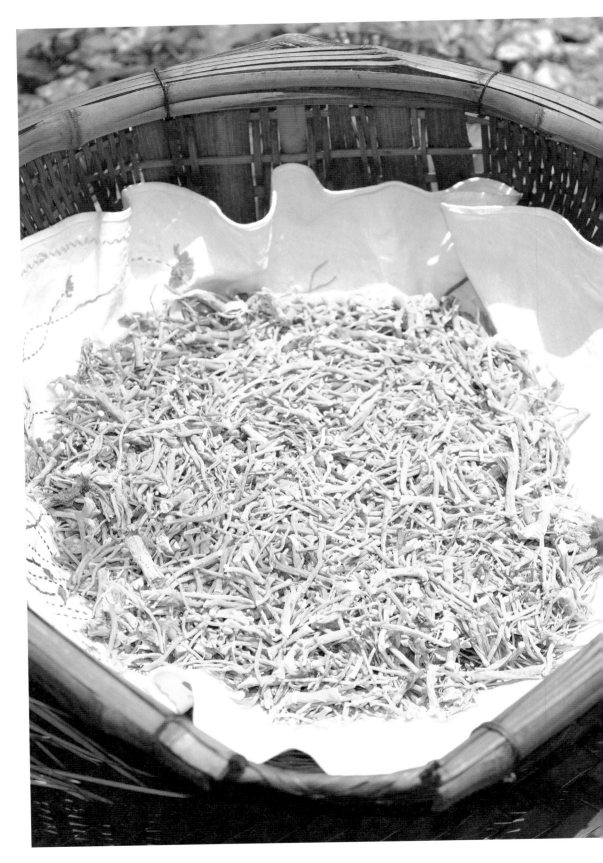

우슬차

가을 겨울

특징 우슬은 비름과에 속하는 여러해살이식물로 뿌리 모양이 소의 무릎과 비슷하다고 해서 우슬牛膝이라 한다. 줄기의 마디가 소의 무릎과 닮았다고 해서 쇠무릎이라고 부르기도 한다. 키가 50~100cm 정도로 자라며 잎이 마주 보는 형태다. 대체로 신맛과 쓴맛이 난다.

효능 우슬은 여성의 생리통을 완화하며, 이뇨와 배변을 용이하게 한다. 관절염, 류머티스관절염, 타박상으로 인한 염증과 근육 경련에 뛰어난 효험을 보인다. 뇌혈관 질환에 좋으며, 신장결석으로 인해 소변에 피가 섞여 나올 때도 쓰인다. 두통, 어지러움, 그리고 눈이 침침할 때 섭취하면 효과적이다.

다른 약재와는 비교할 수 없을 정도로 사포닌saponin 함량이 많다. 다량의 칼슘을 함유하며, 진통 완화 작용도 한다.

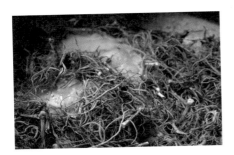

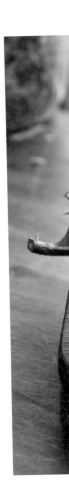

만드는 법 _

1. 잘 건조한 우슬을 적당한 크기로 잘라 물에 가볍게 헹군다.

2. 물을 넣고 5분가량 찌면 거품이 많이 일어난다.

3. 솥에서 잘 덖은 다음 정오의 햇볕에 건조한다.

4. 방습제를 넣은 유리병에 담아 일주일간 숙성시킨다.

마시는 법 _

우슬차는 맛이 약간 자극적이어서 식전 또는 식후에 황기차나

대추차와 블렌딩해서 마시면 좋다.

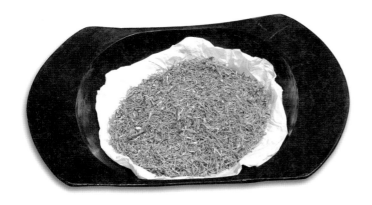

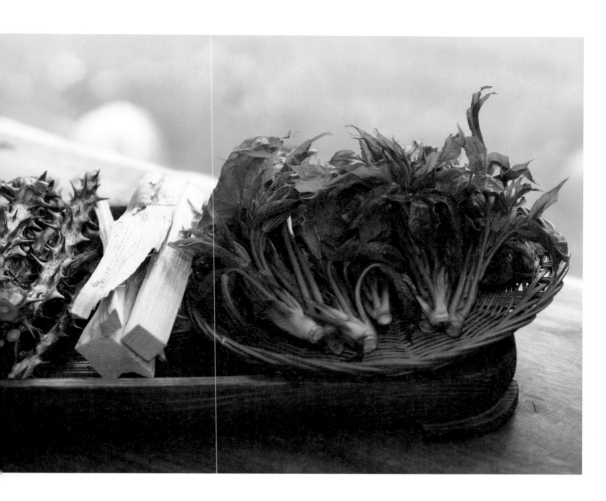

엄나무차

봄

가을

특징

엄나무는 오가피나뭇과에 속한다. 해동목, 자추목, 자추, 자풍수, 엄목, 음나무, 멍구나무라고 부르기도 한다. 줄기에 억센 가시가 촘촘히 나 있으며, 산기슭이나 계곡에 자생한다.

나무의 높이가 10~25m 정도이며, 7~8월에 황록색 꽃이 피고, 10월경에 검은색 열매가 달린다. 요즘은 삼계탕에 넣어서 먹기도 하고 봄에 나는 새순은 나물로 먹는다.

효능

엄나무를 한방 약재로 쓸 때는 속껍질이나 뿌리를 이용한다. 엄나무는 관절염, 종기, 암, 피부병 등 염증 질환을 비롯해 신경통, 만성 간염 등 간 질환에도 탁월한 효과가 있다. 옛날에는 천연 진통제로 엄나무를 달여 마시고 통증을 다스렸다. 《동의보감》에는 엄나무를 접골약이라 하여 뼈를 강화해주는 약재로 소개하고 있다.

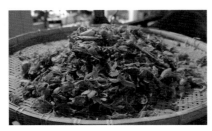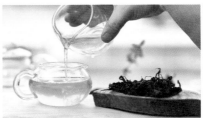

만드는 법 _ 1. 잎을 가볍게 씻은 후 반그늘에 두고 물기를 제거한다.

2. 살청 ▷ 유념 ▷ 수분 날리기 ▷ 덖음 ▷ 건조 ▷ 쇄청 순서로 법제한다.

3. 잔줄기는 솥에 물을 약간 붓고 찐다.

4. 그런 다음 완전히 건조될 때까지 솥에서 덖는다.

5. 햇볕에 건조한 후 유리병에 담아 일주일간 숙성시킨다.

마시는 법 _ 엄나무차는 도라지차나 배차와 함께 블렌딩하면 어울린다. 이때 잎과 줄기는 충분히 우려내는 것이 좋다.

민들레차

특징

민들레꽃은 대개 노란색이지만 흰색도 있다. 주로 4~5월에 볕이 잘 드는 들판에서 피어난다. 꽃대 끝에 꽃자루 없이 통꽃이 모여 머리 모양처럼 보이는 두상화頭狀花 한 개만 달리며, 꽃대와 두상화 밑에 털이 있다. 열매는 긴 타원형 수과로 윗부분에 가시 같은 돌기가 있고 뿌리와 갓털이 붙어 있다.

봄에 어린잎을 따서 나물을 해먹기도 한다.

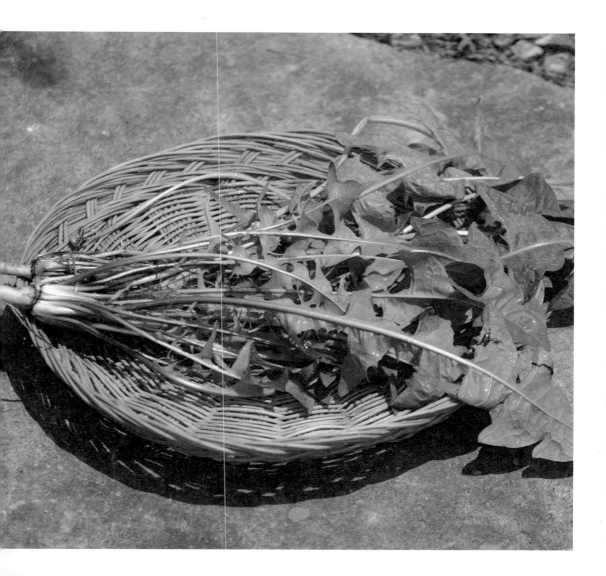

효능

민들레 뿌리는 코린corrin, 이눌린inulin, 펙틴, 타락사스테롤taraxasterol 등을 함유한다. 꽃이 피기 전의 뿌리를 주로 약재로 쓰는데 한방에서는 이를 포공영蒲公英이라고 부른다. 민들레 뿌리를 달여 마시면 종창, 유방염, 인후염, 맹장염, 복막염, 급성간염에 효험이 있고, 황달에 큰 효과가 있어서 간이 나쁜 사람에게 특히 좋다. 또한 전립선 이상으로 소변보는 것이 어려울 때 마시면 도움이 된다.

녹즙의 재료로도 이용되는 생잎은 조금 쓴맛이 나지만 예부터 몸에 좋은 한약재로 쓰였다. 민들레 줄기를 꺾으면 나오는 흰 유액은 산모의 모유 생성을 촉진하는 것으로 알려져 있다.

커피를 많이 마셔서 카페인에 중독된 사람들에게 특히 권하고 싶은 것이 민들레차다.

만드는 법 _

1. 뿌리, 줄기, 잎으로 분리해 잎과 줄기는 흐르는 물에 씻고, 뿌리는 물에 1~2시간 담가두었다가 깨끗이 씻는다.

2. 뿌리는 햇볕에 살짝 건조한다.

3. 솥에 뿌리, 줄기, 잎을 각각 따로 덖는다. 잎은 덖은 다음 솥에서 꺼내 열과 수분을 날리기 위해 털어준다.

4. 식힌 찻잎을 살짝 유념하고 약한 불에서 덖기를 마무리한다.

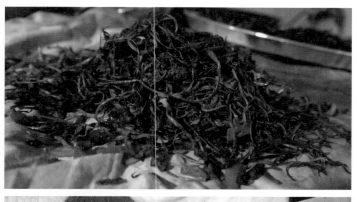

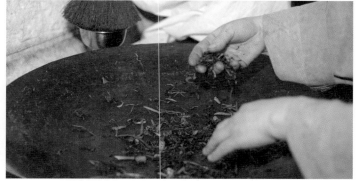

5. 비타민D가 충분히 만들어지도록 한낮의 햇볕을 쬐어준다.
6. 완성되면 뿌리, 줄기, 잎을 유리병에 따로 담아 5일 정도 숙성시킨다.

마시는법 _

따로 보관한 뿌리, 줄기, 잎을 블렌딩해서 뜨거운 물을 붓고 우려내어 마신다. 식욕이 없을 때 민들레차를 하루 3번 이상 마시면 좋다.

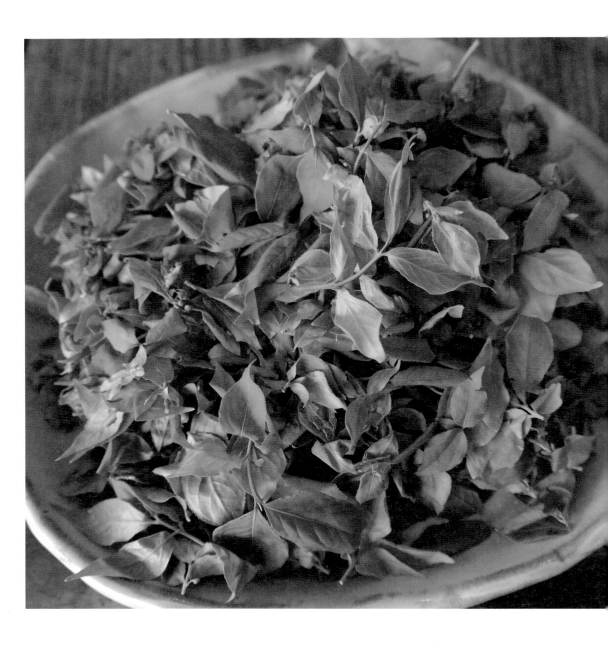

홑잎차

봄

특징 화살나무는 노박덩굴과에 속하는 쌍떡잎식물로 원산지는 한국과
일본, 중국 등지다. 이른 봄에 돋아나는 화살나무의 연한 잎을 홑
잎이라고 한다. 잔가지에 날개가 없는 것을 회잎나무라고 하며, 잎
뒷면에 털이 있는 것을 털화살나무, 잎에 털이 있는 것을 당회잎
나무, 잎 뒷면 맥 위에 돌기가 있고 열매 끝이 갈고리처럼 생긴 것
을 삼방회잎나무라고 부른다.

높이 3m 정도이며, 잔가지에 날개가 2~3개 있다. 잎이 마주 보는
형태로 나며 털은 없다. 5월에 황록색 꽃이 피며, 10월에 칸칸이
씨가 들어 있는 붉은 열매가 열린다. 씨앗은 황적색을 띤 백색이다.

효능 화살나무는 예부터 귀한 약재로 쓰였다. 맛은 쓰고 성질은 차다.
멍을 풀어주고, 생리불순을 호전시키며, 가래를 삭인다. 위암, 식
도암, 당뇨병, 동맥경화, 혈전증, 가래가 끓는 기침, 폐경기 증상,
산후의 어혈로 인한 복통과 풍에도 효과적이다. 위염 등 염증을
완화하는 데도 매우 좋다.

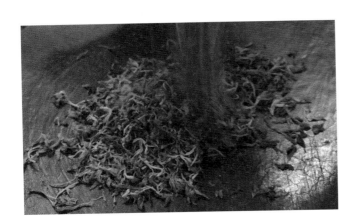

만드는 법 _ 1. 이른 봄에 딴 어린잎을 그늘에서 시들린다.

2. 살청과 유념을 한다.

3. 다시 약한 불에 덖는다. 노릇해질 때까지 덖으면 차
   가 구수해진다.

4. 정오의 햇볕에 건조한다.

5. 유리병에 담아 3일 정도 숙성시킨다.

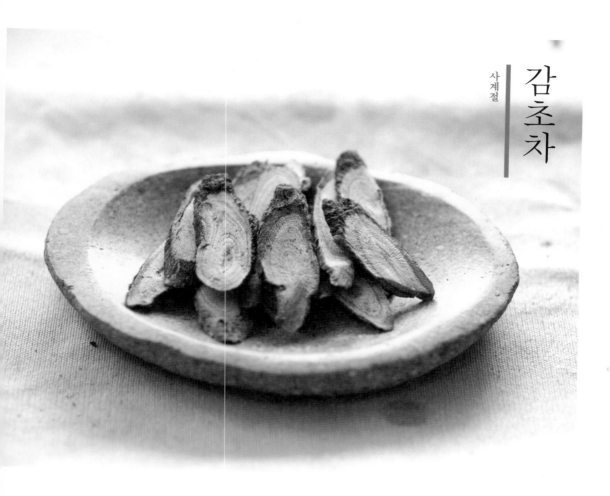

특징

감초는 콩과의 다년생식물이다. 뿌리는 원주형에 가까우며 지름
5~30mm, 높이 1~1.5m 정도다. 잎자루 양쪽에 여러 개의 작은 잎이 새
의 깃 모양을 이룬 우상복엽으로, 생김새는 아카시아 나무를 닮았으며, 줄
기에 작은 털이 있다. 7~8월에 연한 자주색 꽃이 핀다. 6~8cm의 타원형
열매는 검은빛을 띤다.

예전에는 중국 북부에서 수입했으나 몇 년 전 우리나라에서 재배에 성공
한 대표적 건강식품이다.

효능

"약방의 감초"라는 말에서 알 수 있듯이 감초는 한약을 조제할 때 가장 많이 쓰이는 약재다. 근래에는 단맛을 내는 식품 첨가제로도 쓰인다. 가을에 감초 뿌리를 채취한 후 말려서 사용하는데 염증, 유방염, 피부 습진, 여드름, 인후염, 구내염 치료제로 많이 쓰인다. 감초는 중앙에 나이테처럼 생긴 테두리가 넓을수록 맛과 효능이 좋다.

(tip)

목이 아플 때 감초와 도라지를 넣어서 끓인 물을 입 안에 머금고 있다가 삼키면 목이 상쾌해진다.

만드는 법 _

1. 감초에 물을 붓고 소금을 약간 넣은 다음 솥에서 찐다.
2. 물기를 충분히 뺀 다음 고온에서 감초를 덖는다.
3. 그런 다음 건조될 때까지 저온에서 잘 덖는다.
4. 오전 10시~오후 2시 사이 햇볕에 건조한다.
5. 방습제를 넣은 유리병에 보관한다.

마시는 법 _

감초는 단맛이 강하므로 1~2조각만 넣어 우려 마셔도 된다. 감초차를 하루 3회 정도 꾸준히 마시면 독성물질이 배출되어 피부가 맑아진다. 다른 차와 블렌딩해서 마시면 맛이 더욱 좋다.

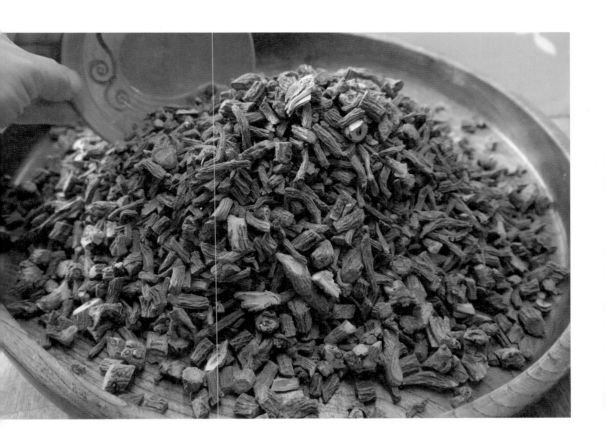

특징

골담초는 콩과 쌍떡잎식물로 주로 산지에서 자란다. 줄기가 2m 정도이
며, 사방으로 가지가 퍼진다. 잎자루 양쪽에 작은 타원형 잎 4개가 붙어
있고 줄기에는 회갈색 가시가 있다. 나비 모양의 꽃이 5월에 피는데 잎
위쪽은 황적색, 아래쪽은 연한 노란색이다. 꼬투리 모양으로 열매가 달리
는 협과이며, 9월에 3cm 크기의 열매가 달린다. 잎의 종류에 따라서 큰
잎은 반용골담초, 작은 잎은 좀골담초라고 한다. 또 다른 이름으로 금작
목, 금작화, 금계인이라고도 한다. 한방에서는 주로 뿌리를 말려서 쓴다.

골담초차

가을

효능

골담骨擔은 골담근骨擔根이라고도 한다. 한자를 보면 뼈와 관계되는 약재임을 알 수 있다. 진통과 통맥痛脈에 큰 효과가 있어서 기침, 고혈압, 타박상, 신경통 등에 처방한다. 또한 류머티스관절염에 효험이 있고 발목을 삐었을 때 어혈을 풀어준다. 여성들의 생리불순에 좋고 심장을 튼튼히 해준다. 수면장애에도 효과적이다.

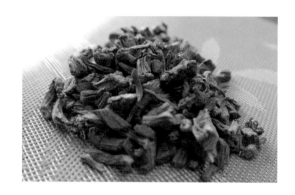

만드는 법 _

1. 가시가 있는 줄기와 잎을 분리해서 차를 우려내기 좋은 크기로 자른다.
2. 잎은 살청과 유념을 한 후 덖어서 건조한다.
3. 뿌리줄기는 솥에 물을 약간 붓고 은근한 불에서 찌듯이 덖는다.
4. 어느 정도 덖어지면 약한 불에서 건조한다.
5. 정오의 햇볕을 쬐어준 후 유리병에 담아 일주일 정도 숙성시킨다.

마시는 법 _

골담초 뿌리에는 독성이 약간 있으므로 골담초차를 한꺼번에 많이 마시지 않도록 주의한다. 감초차와 블렌딩해서 마시면 독성이 중화된다.

심혈관이 튼튼해지는 약차

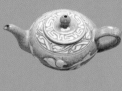

○ 담쟁이차 ○ 구기자차 ○ 찔레꽃차 ○ 수국차 ○ 솔잎차
○ 사과차 ○ 불두화차 ○ 초석잠차 ○ 삼경차 ○ 삼채차

담쟁이차

여름

특징

담쟁이는 포도과의 덩굴식물로 10m 이상 뻗어나가며 6~7월에 황록색 꽃이 핀다. 8~10월이 되면 과육에 수분이 많고, 조직이 연한 까만 열매가 익는다. 덩굴의 잎이 마주 보는 형태로 나며, 갈라진 끝에 둥근 흡착근이 있는데 이것으로 나무나 바위, 담벼락에 붙어서 산다.

효능

담쟁이 중에서도 소나무를 타고 자라는 것을 송담이라고 하며, 혈당 수치를 떨어뜨려 당뇨병에 좋다. 고혈압과 고지혈증을 개선하며, 심장을 튼튼하게 하고, 근육과 뼈를 강화한다. 특히 관절통과 관절염에 좋고, 진통 효과가 있으며 지혈 작용을 한다.

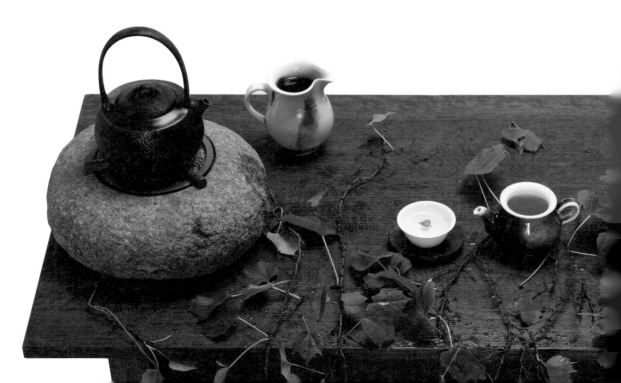

송담을 차로 만들어 꾸준히 마시면 성인병 예방에 도움이 되며, 입맛을 돋우어 식욕이 돌게 한다. 또한 풍에서 회복되게 돕고, 통증을 멎게 하는 효능이 있다. 어혈을 풀어주며, 여성의 대하증에도 효험이 있다.

담쟁이차는 기침과 가래를 완화하는 데 도움이 되고, 피부질환을 개선하는 효과도 뛰어나다.

만드는 법 _

1. 차를 만들 땐 여린 잎을 쓰는 것이 좋다. 잎이 크면 손으로 찢고 줄기를 골라낸다.
2. 잎을 깨끗이 씻어 물기를 제거한다.
3. 고온에서 살청을 마친 후 면포를 깔고 유념한다.
4. 뭉친 잎을 잘 털어서 다시 한 번 덖는다.
5. 햇볕에 건조한 후 방습제를 넣은 유리병에 담아 5일 정도 숙성시킨다.

(tip)

약재로 쓸 때는 가을부터 이듬해 봄 소나무에서 자란 담쟁이덩굴을 잘게 잘라 햇볕에 건조한 후에 쓰면 좋다. 바위나 독성을 가진 나무에 붙어 자라는 덩굴은 오히려 몸에 악영향을 끼칠 수 있으므로 조심해야 한다.

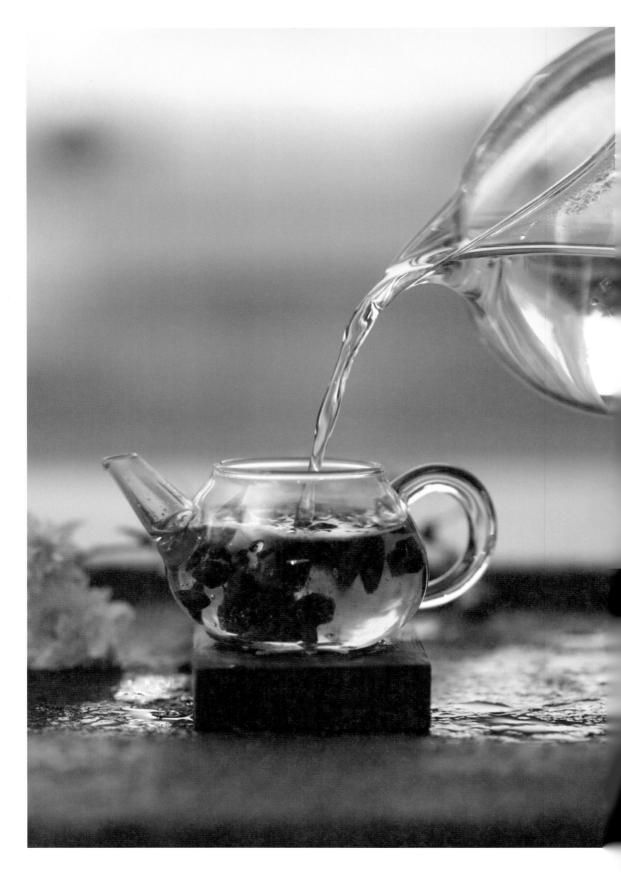

구기자차

봄   가을

특징 구기자는 낙엽관목으로 온대 지역에 서식한다. 6~9월에 자줏빛 꽃이 피고 가을에 붉은 타원형 열매가 달린다. 열매를 건조하면 쭈글쭈글해지는데 그 속에 황백색 씨가 많이 들어 있다. 씨는 첫맛은 달콤하고 뒷맛은 쓰다. 구기자는 뿌리, 줄기, 잎, 열매에 이르기까지 모두 귀한 약재로 쓰인다. 봄에는 어린잎으로 잎차를, 가을에는 열매로 차를 만들어 마시기도 한다. 여린 잎은 쪄 먹거나 국거리, 나물로 이용한다.

우리나라 고서古書에서는 '괴좆나무여름'이라고 일컫기도 했다. 충남 청양군이 구기자 명산지로 유명하다.

효능 대표적 장수 약재인 구기자는 하수오, 인삼과 함께 3대 명약으로 불린다. 구기자를 복용하면 세포의 노화가 억제되어 기운이 왕성해지고 몸이 가벼워진다. 민간에서는 술로 담가 먹는데 몸에 열이 많은 사람에게는 좋지 않다.

구기자는 피로회복을 돕는 비타민C를 레몬의 21배나 함유하고 있다. 우리 눈의 망막 황반에 존재하는 지아잔틴zeaxanthin과 루테인lutein 성분도 함유해 눈을 보호하고 건강하게 지켜준다. 또한 콜린 대사 물질의 하나인 베타인betaine이 풍부해서 간에 지방이 축적되는 것을 억제한다. 한방에서는 강장제로 사용되는데 그 대표적 처방으로 기국지황환杞菊地黃丸이 있다.

특히 구기자는 간세포의 활동을 촉진해 만성 간염과 간경변증 등에 좋다. 그 밖에 허리와 무릎 통증, 정액이 저절로 흘러나오는 유정遺精이나 대하 등 생식기 문제에 효과가 있다. 한 달간 잠자기 전 꾸준히 마시면 정액 생성에 도움이 된다. 시력 저하를 막고 안과 질환을 개선하며, 백내장 초기 증상에도 처방된다. 단, 포도당과 아미노산의 흡수를 촉진하기 때문에 다이어트에는 금물이다.

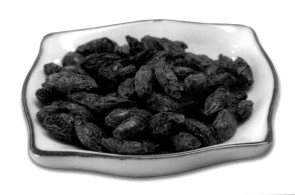

잎차 만드는 법 _

1. 봄에 나는 어린잎을 채취해 고온에서 덖는다.

2. 유념 ▷ 덖음 ▷ 건조 ▷ 쇄청 순서로 법제한다.

열매차 만드는 법 _

1. 색이 붉고 싱싱한 열매를 준비한다.

2. 5회가량 반복해서 찌고 건조한다.

3. 햇볕에 건조한 뒤 밀봉해서 곰팡이가 피지 않도록 반드시 냉장고에 보관한다.

찔레꽃차

봄
여름

특징

찔레는 장미과의 쌍떡잎식물로 우리나라 산과 들, 계곡에서 흔히 볼 수 있다. 높이 약 2m이고, 5~6월에 장미화라 불리는 백색 또는 연홍색 꽃이 피며, 향이 매우 강하다. 잎은 양쪽이 서로 어긋난 모양으로 피며, 뒷면에 잔털이 있다. 9~10월에 영실이라 불리는 붉은 열매가 달린다. 열매에서는 신 냄새와 단맛이 난다.

효능

찔레는 나무와 씨, 꽃 어느 것 하나 버릴 게 없을 정도로 탁월한 효과가 있는 한방 재료다. 장미화라 일컫는 꽃을 햇볕에 바짝 말려서 차로 달여 마시면 갈증을 해소하고, 말라리아 증상을 완화하며, 단백질 대사를 개선한다. 소변이 안 나올 때, 몸이 부을 때도 효험이 있다. 불면증과 건망증을 개선하며, 피로회복에도 좋다. 그 밖에 관상동맥 확장증과 죽상동맥경화에도 효과적이다. 찔레 뿌리는 이질, 당뇨, 관절염 치료에 쓴다.

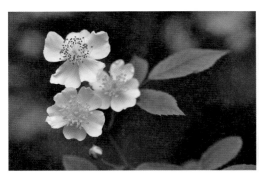 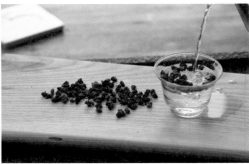

(tip)
찔레꽃차는 빛깔과 향기가 뛰어나지만 만드는 과정은 쉽지 않다. 찔레꽃에 진드기와 가시가 있으니 장갑을 끼고 채취하는 것이 안전하다.

찔레꽃차 만드는 법 _

1. 김이 오르는 솥에 찔레꽃을 살짝 찐다.
2. 따뜻한 방에 한지를 깔고 찔레꽃을 건조한다. 꽃차는 햇볕에 건조하면 고유의 향과 빛깔이 사라지니 주의한다.
3. 방습제를 넣은 유리병에 담아 그늘에 보관한다.

찔레순차 만드는 법 _

1. 부드러운 찔레순을 살청 ▷ 유념 ▷ 건조 순서로 법제한다.
2. 방습제를 넣은 유리병에 담아 3일 정도 숙성시킨다.

마시는 법 _

찔레순차에 뜨거운 물을 붓고 우린 다음 찔레꽃차를 두 송이 정도 띄워 마시면 은은한 찔레꽃 향기에 마음이 설렌다.

특징

수국은 범의귓과의 쌍떡잎식물로 높이 1m 정도다. 원산지는 한국, 일본, 중국 등 동북아시아다. 6~7월에 무성화無性花인 꽃이 10~15cm 크기로 핀다. 꽃의 색깔은 연한 자주색에서 하늘색으로 바뀌다가 나중에는 옅은 홍색이 된다. 잎은 타원형으로 마주 보는 형태로 나며, 두껍고 가장자리에 톱니가 있다. 추위에 약해서 겨울에는 줄기와 가지 끝부터 얼다가 시들어 버린다.

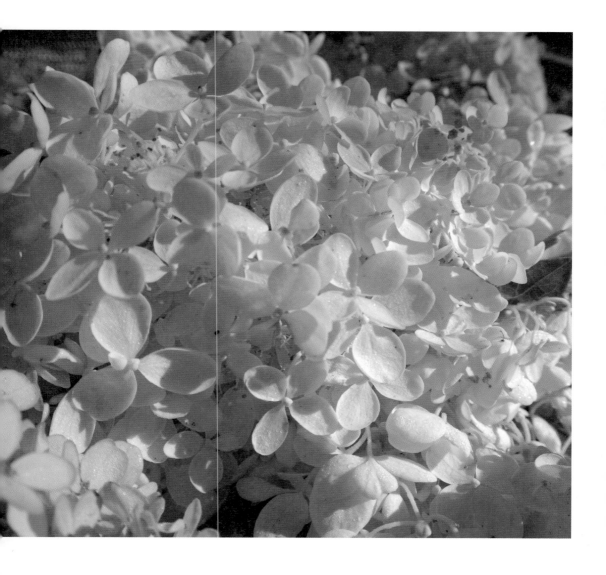

효능

수국은 뿌리와 잎, 꽃에 필로둘신phyllodulcin, 하이드란게놀hydrangenol, 하이드란게
아산hydrangeaic acid 등의 성분이 있다. 이유 없이 가슴이 두근거리거나 울렁거리는
증세 등에 효과적이며 해열제로도 쓰인다.

한방에서는 용구화, 수구, 팔선화라고도 부른다. 약재로 쓸 때는 주로 봄부터 가을
사이에 줄기, 잎, 꽃을 채취해 햇볕에 건조한 후 조그맣게 잘라 사용하거나 잘게 빻
아 가루로 복용한다. 꽃과 잎을 익힌 후 찧어서 떡차를 만들어 먹기도 한다.

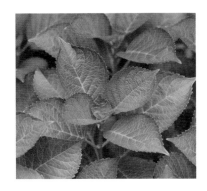

만드는 법 _

1. 수국을 줄기와 잎, 꽃으로 분류한다.
2. 잎은 살청 ▷ 유념 ▷ 수분 날리기 ▷ 건조 순서로 법제한다.
3. 꽃은 따뜻한 방에 한지를 깔고 건조하거나 찜솥에 종이호일
   을 깔고 약한 불에서 잠재우기를 한다.
4. 잎은 살청을 마친 뒤 건조기에서 저온으로 한 번 더 건조한다.
5. 방습제를 넣은 유리병에 담아 보관한다.

마시는 법 _

꽃차의 생명은 꽃의 빛깔을 잘 유지하는 것이다. 끓인 물을 85
도 정도로 식혀서 차를 우릴 때 고유의 빛깔이 잘 살아난다. 수
국차는 홍차나 녹차와 블렌딩해서 마시면 풍미가 좋다.

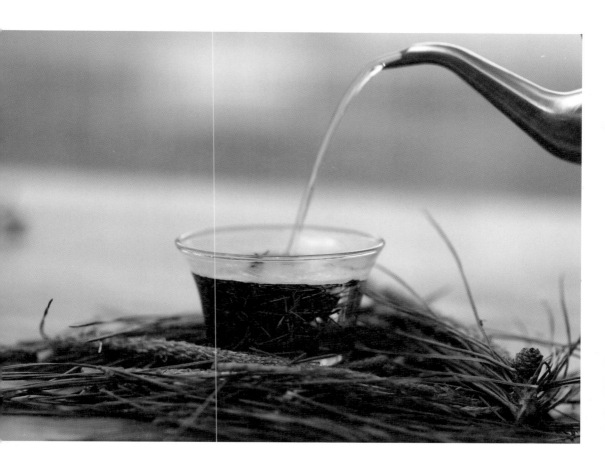

솔잎차

봄

특징

솔잎은 소나무의 잎이다. 소나무는 소나뭇과 겉씨식물로 높이 20~35m 이며, 몸통이 굵다. 우리나라의 낮고 높은 산마다 토질이 좋은 곳에서 군락을 이루며, 5월에 연녹색 꽃을 피운다.

솔잎은 가늘고 각진 바늘 모양이며, 길이가 8~9cm 내외로 두 장씩 맞붙어 있다. 여름에 짙은 녹색을 띠던 솔잎은 겨울이면 연녹색으로 변한다. 어린 소나무의 줄기는 붉은빛이고, 줄기 속은 노란 갈색을 띠며, 껍질에 송진이 들어 있어서 특유의 향이 난다.

효능

솔잎은 고혈압, 당뇨, 신경통, 산후풍, 골수염, 골다공증, 만성 설사, 배앓이, 종기, 생리통, 두통 등에 두루 효험이 있다. 한방에서는 주로 송근松根이라 부르는 소나무 뿌리와 잎을 약재로 쓴다. 솔잎으로 술이나 식초를 만들어 먹기도 한다.

가을 솔방울은 향기가 좋아 훌륭한 방향제 역할을 한다. 건조한 방에 솔방울을 물에 적셔두면 가습기 역할을 하며 집 안 공기도 정화한다.

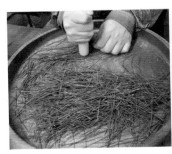 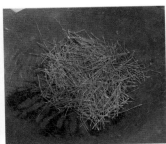 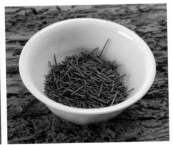

만드는 법 _

1. 이른 봄 솔잎을 따서 솔잎 아랫부분에 붙어 있는 갈색 표피를 제거한다.
2. 차가 잘 우러나도록 솔잎을 방망이로 살짝 찧는다.
3. 솥에 물을 조금 넣고 중불에서 살청을 시작한다. 이때 타지 않도록 주걱으로 골고루 덖어준다.
4. 수분이 완전히 증발할 때까지 잘 덖는다.
5. 햇볕에 3~4시간 건조한 뒤 유리병에 담아 그늘에 보관한다.

마시는 법 _

기호에 따라 솔잎차에 꿀을 약간 타면 특유의 향과 정유 성분을 맛볼 수 있다.

tip

송절松節이라 부르는 가지와 줄기는 봄여름에 채취하여 햇볕에 바짝 건조해서 쓴다. 송엽松葉이라 부르는 솔잎은 보통 새순이 나는 초봄과 초가을에 채취해 바람이 잘 통하는 그늘에 건조해서 쓴다.

특징

사과는 장미과의 쌍떡잎식물로 원산지는 유럽 동남부의 발칸반도다. 열매는 붉거나 노랗고, 지름은 보통 7~10cm 정도다. 고려 의종 때 편찬된 《계림유사鷄林類事》에는 사과를 '임금'으로 기록하고 있다. '임금'의 어원은 '능금'으로 그만큼 귀한 과실이라는 뜻이다. 수확 시기에 따라 조생종, 중생종, 만생종으로 나뉜다.

효능

사과에 든 당분과 유기산은 몸속 피로물질을 제거한다. 특히 펙틴은 장운동을 활발하게 하는 성분으로 변비 치료에 효과가 뛰어나다. 사과 속 식이섬유는 콜레스테롤을 몸 밖으로 내보내 동맥경화를 예방하고, 칼륨은 염분을 배출해 고혈압 예방과 치료에 도움이 된다. 이 밖에도 뇌졸중을 예방하고 오염물질로부터 폐를 보호한다.

사
과
차

가을 겨울

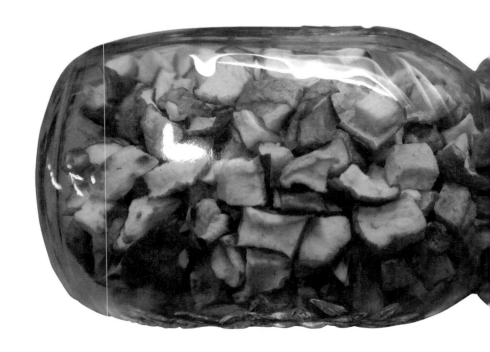

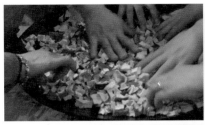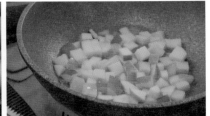

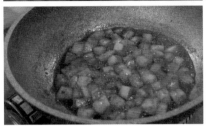

만드는 법 _

1. 베이킹소다나 식초 넣은 물에 사과를 5분가량 담가 잔류
   농약을 제거하고 흐르는 물에 깨끗이 씻는다.

2. 껍질째 깍둑썰기한 다음 건조기나 햇볕에 건조한다.

3. 수분이 20%가량 증발하면 구슬 소리가 날 때까지 솥에
   서 덖는다.

4. 햇볕에 건조한 후 방습제를 넣은 유리병에 담아 사나흘
   숙성시킨다.

마시는 법 _

사과차는 계피차와 블렌딩해서 마시면 좋다. 사과청을 첨
가하면 남녀노소 간식으로도 좋고, 사과다식을 곁들이면
손님 접대에도 그만이다.

(tip) **사과다식 만들기**

사과를 깨끗하게 씻은 뒤 껍질을
깎아서 얇게 자른다. 냄비에 꿀과
물을 넣고 양이 절반이 될 때까지
졸인 다음 계피가루를 넣고 저어준
다. 얇게 자른 사과에 이 시럽을 부
으면 사과다식이 완성된다.

봄 여름

불두화차

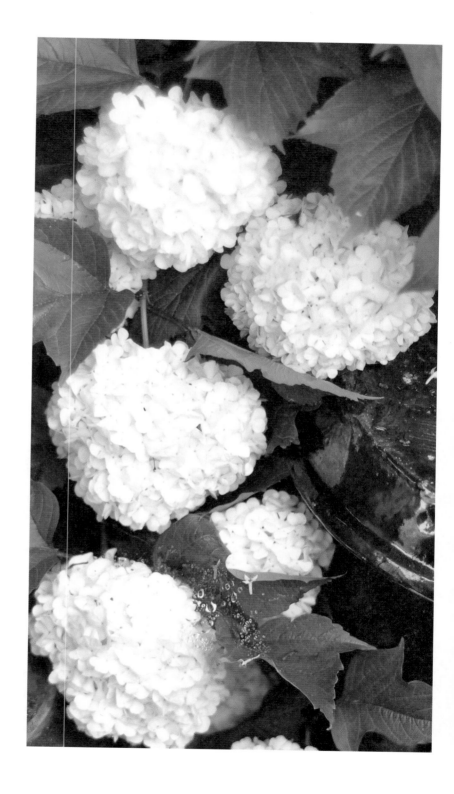

특징

불두화는 인동과의 쌍떡잎식물이다. 5~6월에 꽃이 피는데 처음에는 연초록색, 만개하면 흰색, 질 때쯤이면 누런빛이 되는 것이 특이하다. 언뜻 보면 수국과 비슷한데, 5~12cm 정도의 넓은 잎이 마주 보는 형태로 나며 불규칙한 톱니가 있다. 잎끝이 3개로 갈라진다는 점에서 수국과 구분된다. 9월이면 둥근 모양의 핵과가 붉은색으로 익어간다.

절에 가면 많이 볼 수 있는데, 부처님의 머리 모양을 닮았다 하여 불두화佛頭花라 불린다.

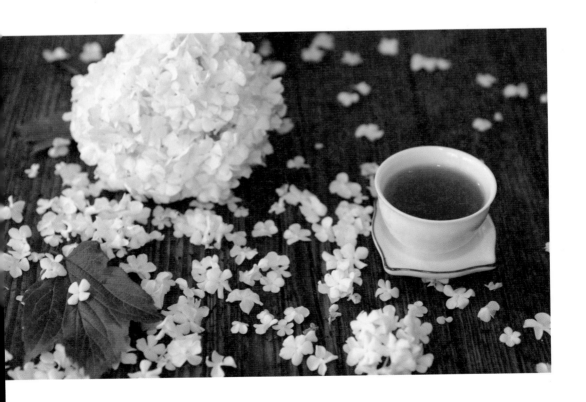

효능

심장이 약해서 자주 놀라거나 가슴이 두근거리고 답답할 때, 열이 날 때, 기침이 멈추지 않을 때 불두화차를 마시면 효험이 있다. 경락의 흐름을 원활하게 하고, 숙취를 해소하며, 진통·지혈·간 해독 작용을 한다. 허리와 다리 관절의 통증, 타박상이나 관절의 염좌에도 좋다. 한방에서는 주로 뿌리를 약재로 사용하고, 잎은 생즙과 차로 이용한다.

만드는 법 _

1. 꽃과 잎을 따로 분류해 잎은 그늘에서 시들리기를 한다.
2. 꽃은 찜솥에서 김을 잠깐 쐬어준 후 따뜻한 방에 한지를 깔고 건조한다.
3. 시들린 잎을 덖은 후 햇볕에 건조한다.
4. 완성된 꽃차와 잎차를 유리병에 따로 담아 3일 정도 숙성시킨다.

마시는 법 _

잎차와 꽃차를 조금씩 덜어 뜨거운 물을 붓고 우려내면 은은한 향기에 마음이 온화해진다. 찻잔에 꽃을 띄워 마시면 더욱 아취가 있다.

초석잠차

가을

특징

초석잠은 꿀풀과에 속하는 숙근성 여러해살이식물로 뱀배추라고도 한다. 축축한 사질양토에서 잘 자라며, 한국과 중국 등이 자생지다. 6~9월에 주황색 꽃이 피며 높이 30~60cm 정도다. 잎이 마주 보는 형태로 나고 끝이 뾰족하다. 잎 가장자리에 톱니가 있으며 백색 뿌리의 땅속줄기는 옆으로 길게 뻗어 자란다. 마디 부분에 잔뿌리가 여러 개 나 있으며, 열매는 작고 단단하다.

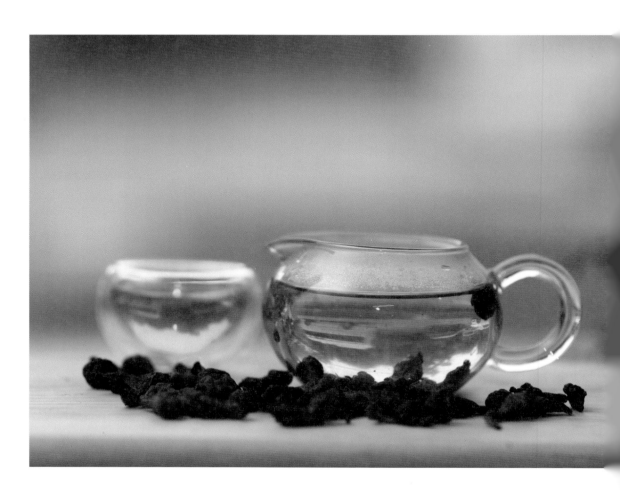

효능

초석잠은 몸을 따뜻하게 하고, 기억력을 증진시켜 치매를 개선하며, 호흡을 조절해 준다. 두통, 인후염, 기관지염 치료제로도 쓰인다. 특히 피를 멎게 하는 지혈 효과가 뛰어나며, 대소변에 피가 섞여 나오는 증상이나 대상포진, 자궁염, 생리과다, 생리불순에도 효능이 있어 새로운 특용작물로 각광받고 있다.

한방에서는 말린 줄기를 초석잠草石蠶, 전초를 광엽수소廣葉水蘇라고 부르며 약재로 쓴다. 피클, 장아찌 등 밑반찬으로 만들어 먹기도 한다.

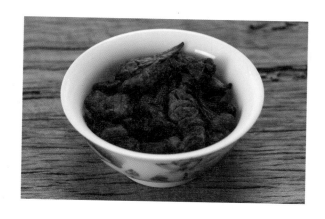

만드는 법 _

1. 흐르는 물에 초석잠을 깨끗이 씻어 흙을 완전히 제거한다.
2. 건조기를 이용해 수분을 60% 날리고 햇볕을 쬐어준다.
3. 고온에서 덖은 다음 불을 줄이고 건조까지 마무리한다. 뿌리에 수분이 많으므로 속까지 열이 전달되도록 한다. 오래 덖을수록 맛이 구수하고 탕색이 진해진다.
4. 유리병에 담아 5일 정도 숙성시키고 그늘에 보관한다.

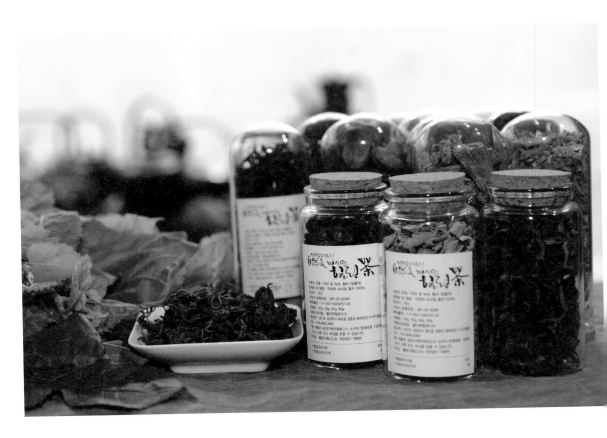

삼경차

봄 여름

특징
오래전부터 민간에서는 뽕잎, 은행잎, 감잎, 깻잎, 솔잎 등 5가지 재료로 만든 차를 오경차五經茶라고 했다. 삼경차三經茶는 그중 3가지, 즉 뽕잎, 은행잎, 감잎을 블렌딩한 차로 향과 맛과 색이 뛰어나다. 차를 즐기는 소수만이 이 사실을 알고 즐겨 마신다. 은행잎차, 뽕잎차, 감잎차는 각각의 제다법에 따라 만든 뒤 각자 취향에 따라 블렌딩해서 마시면 된다.

효능
삼경차는 인체의 12경락에서 몸의 경혈 순환이 원활해지도록 돕고 피를 맑게 한다. 특히 노인성 치매, 뇌혈관과 말초혈관 장애에 효험이 있다고 《동의보감》은 전한다. 동맥경화, 심장병, 고혈압,

당뇨를 비롯한 각종 성인병 예방에 좋다. 위궤양, 십이지장궤양 등 만성 질환에도 도움이 된다.

또한 삼경차는 혈액 성분이 국소적으로 응고해서 생기는 혈전을 녹인다. 신경전 달물질인 GABA 성분이 녹차의 10배에 이를 정도로 풍부하며, 모세혈관 강화물질인 루틴rutin과 칼슘이 시금치의 50배, 우유의 27배에 이를 정도로 많이 들어 있다. 항암, 다이어트, 숙취 해소, 중금속 해독, 피부 미용 등에 효과적이다. 다이어트에 좋은 식이섬유가 녹차보다 3배나 많이 들었다.

만드는 법 _

1. 뽕잎과 감잎은 살청 ▷ 유념 ▷ 덖음 ▷ 수분 날리기 ▷ 잠재우기(숙성) 순서로 법제한다.
2. 은행잎은 소금물에 담가 4~5시간 동안 우린 뒤 살청 ▷ 유념 ▷ 덖음 ▷ 수분 날리기 ▷ 잠재우기 순으로 법제한다.
3. 완성된 차는 햇볕에 3~4시간 건조한다.
4. 방습제를 넣은 유리병에 3가지 차를 따로 담아 보관한다.

마시는 법 _

취향에 따라 비율을 달리할 수 있지만 뽕잎 50%, 감잎 30%, 은행잎 20%로 삼경차를 블렌딩해서 마시면 맛과 향이 빼어나다. 여기에 좋아하는 꽃차를 블렌딩해도 된다.

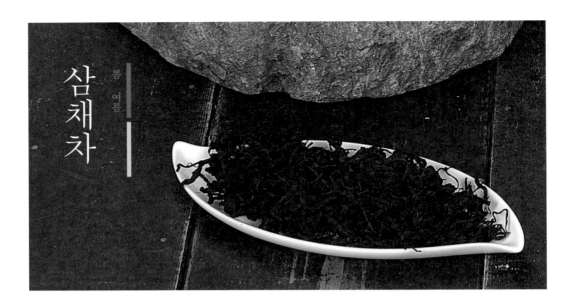

삼채차

봄 · 여름

특징

삼채는 부추과의 식물이다. 매운맛, 단맛, 쓴맛이 난다고 해서 삼채三菜라고 하고, 어린 인삼과 맛과 향이 비슷하다고 해서 삼채參菜라고도 하며, 부추보다 뿌리가 무성하다고 해서 뿌리부추라고도 한다. 원산지는 히말라야산맥으로 해발 4,000m 정도의 고산지대에서 자생한다.

삼채는 병충해에 강하며 인체에 필수적인 다량의 식이유황 성분을 함유한다. 수확기에 채취하면 유황 성분을 좋아하는 굼벵이가 뿌리에 많이 달라붙은 것을 볼수 있다. 해충을 쫓아주므로 외국에서는 집 주변이나 과수원에 많이 심는다.

서리가 내린 후에 삼채 뿌리의 발육이 왕성해지므로 겨울철에 집중 수확한다. 2010년경부터 우리나라 전역에서 농가의 소득 작물로 재배하고 있다.

효능

혈액 속 나쁜 콜레스테롤을 분해하고 콜레스테롤 수치를 낮춰 심혈관 질환, 동맥
경화, 고지혈증, 당뇨 등 각종 성인병에 좋은 식품이다. 뼈를 튼튼하게 하고 피부
미용에 좋으며 스트레스 해소에도 도움이 된다. 또한 비린 맛을 잡아주어 여러
가지 식재료와 맛과 영양 면에서 잘 어울린다.

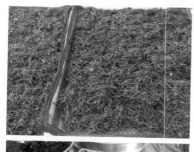

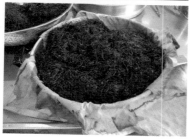

만드는 법 _

1. 삼채를 30분가량 물에 담가 흙을 깨끗이 제거한다.
2. 차를 우려내기 좋은 크기로 잘라 반그늘에서 건조한다.
3. 찜솥에서 5분가량 찐다.
4. 쪄낸 삼채를 건조한 다음 구증구포九蒸九曝 방식으로 여
   러 번 찌기와 건조를 반복한다.
5. 홍삼처럼 빛깔이 변하면 방습제를 넣은 유리병에 담아
   5일 정도 숙성시킨다.

마시는 법 _

삼채차에 뜨거운 물을 붓고 우려내어 수시로 마신다. 단,
차를 너무 오래 우리지 않도록 한다.

소화 기능을 개선하는 약차

○ 뽕잎차 ○ 무차 ○ 백출차 ○ 여주차 ○ 돼지감자차 ○ 개망초차

○ 생강차 ○ 매화차 ○ 환삼덩굴차 ○ 더덕차 ○ 겹황매화차 ○ 귤피차

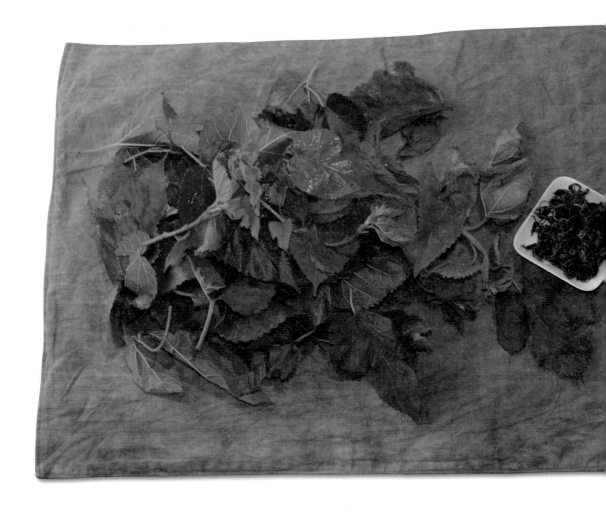

뽕잎차

봄

특징

뽕나무는 뽕나뭇과 쌍떡잎식물이다. 원산지는 온대지방과 아열대지방이며 전 세계에 산뽕나무, 돌뽕나무, 몽고뽕나무 등 30여 종이 있다. 예부터 쓰임새가 많아서 귀중하게 여겼으며, 특히 우리나라에서는 산상山桑, 백상白桑, 노상魯桑 등의 재배종을 심어 누에의 먹이로 사용했다.

6월에 꽃이 피는데 암꽃과 수꽃이 각각 다른 나무에 달리는 이가화二家花이다. 오디라고 부르는 열매는 크기가 2cm 정도이며, 과육에 수분이 많

고 조직이 연하다. 생김새는 포도와 비슷하고 완전히 익으면 붉은빛이 섞인 검붉은빛으로 변한다

효능

뽕잎의 세린serine과 타이론신tyrosine 성분은 혈관 내 콜레스테롤 수치를 낮추고, 모세혈관을 강화하며, 뇌졸중과 심혈관 질환을 예방한다. 뽕잎 속 루틴 성분은 뇌로 공급되는 산소량을 풍부하게 해 뇌세포의 활동을 돕고 기억력과 집중력 강화에 도움을 준다. 혈당을 낮추는 물질이 들어 있어서 당뇨병 환자들이 꾸준히 섭취하면 좋고, 칼슘이 우유보다 6배나 많아서 골다공증을 예방한다. 정력 보강과 체내 중금속 제거에도 효과적이다. 해열, 진해, 이뇨제로 사용되기도 한다.

상백피桑白皮인 뿌리껍질은 피부 노화를 방지하여 화장품 재료로 쓰이고 종기나 상처 치료에 이용된다. 한방에서는 뿌리를 상엽桑葉이라는 약재로 이용하며 술을 담가 먹기도 한다.

뽕잎차는 카페인이 없고 영양분이 풍부해 건강에 매우 좋은 약차다. 다만 뽕잎은 찬 성질이 있으므로 평소 몸이 차거나 수족냉증이 있다면 많이 마시지 않도록 한다.

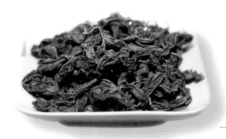

만드는 법 _

1. 뽕잎을 흐르는 물에 깨끗이 씻어 그늘에서 건조한다.

2. 잎을 살청한다.

3. 잎을 유념한다. 너무 오래 상처 내면 차 맛이 비릴 수 있으므로 가볍게 한다.

4. 중불에서 덖은 뒤 약불에서 완전 건조한다. 뽕잎을 너무 자주 뒤적이면 잎이 부서져 가루가 되거나 찻잎이 탈 수 있으므로 주의한다.

5. 방습제를 넣은 유리병에 담아 3일 정도 숙성시킨다.

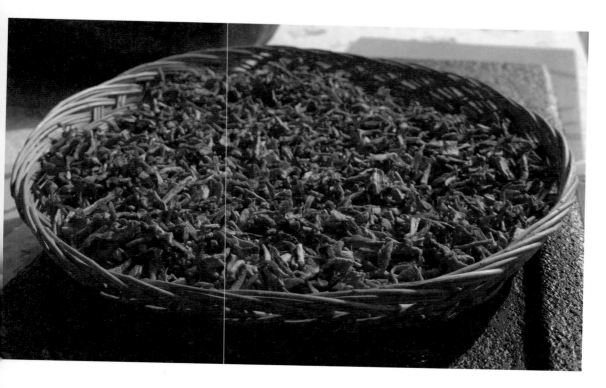

무 차

가을 겨울

특징 　무는 십자화과에 속하는 초본식물로 무시, 무수라고도 부른다. 원산지는 지중해 연안인데 불교가 도입될 때 중국에서 들어왔으며 최근에는 일본 무도 들어오고 있다. 농촌에서 가장 많이 재배하는 채소이며, 원형과 원통형, 세장형 등으로 뿌리 모양이 다양하다. 빛깔도 흰색, 검정색, 붉은색 등 여러 종류가 있다.

효능 　무는 비타민C 함량이 매우 높다. 수분이 대부분이지만 단백질, 탄수화물, 섬유질 등도 고루 들어 있다. 무 속에는 티오글루코시드thioglucoside 성분이 있으며, 무의 세포가 파괴되면 글루코사이다제glucosidase 효소가 작용하여 티오시아네이트thiocyanate와 이소

티오시아네이트isothiocyanate로 분리되면서 독특한 향과 맛을 낸다. 무즙에는 디아스타제diastase라는 효소가 있어 소화를 촉진한다. 또한 메틸메르캅탄methyl mercaptan 성분이 균을 억제하고 감기 예방을 돕는다.

무를 차로 만들면 수분은 증발하고 무기질 성분과 비타민C, 비타민D 등 영양 성분이 상대적으로 훨씬 풍부해진다. 특히 식이섬유는 15배, 칼슘은 22배, 철분은 48배 이상 증가한다.

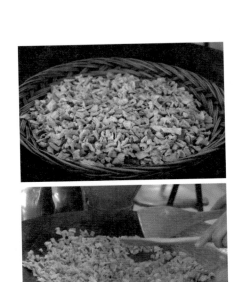

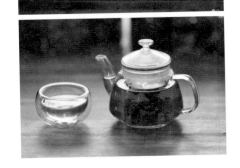

만드는 법 _

1. 무를 깨끗이 씻어 조그만 깍두기 모양으로 썬다. 이렇게 하면 여러 번 우려내기도 좋다.

2. 건조기에서 건조한 후 다시 햇볕에 3~4시간 건조한다.

3. 솥에 물을 조금 넣어 끓으면 잘 건조된 무를 넣는다. 뚜껑을 닫고 충분히 김을 쐬어준다.

4. 수분이 남아 있는 상태에서 무를 덖는다.

5. 수분이 완전히 증발할 때까지 저온에서 덖다가 구슬 같은 소리가 나면 덖기를 마친다.

6. 오전 10시~오후 2시 햇볕을 쐬어준 후 유리병에 담아 3일 정도 숙성시킨다.

마시는 법 _

뜨거운 물을 붓고 우려내어 마시면 구수하면서도 적당한 매운맛에 단맛과 은은한 향이 더해진 차 맛을 즐길 수 있다. 도라지차, 배차, 비트차와 함께 블렌딩하면 영양분이 더욱 풍부해진다.

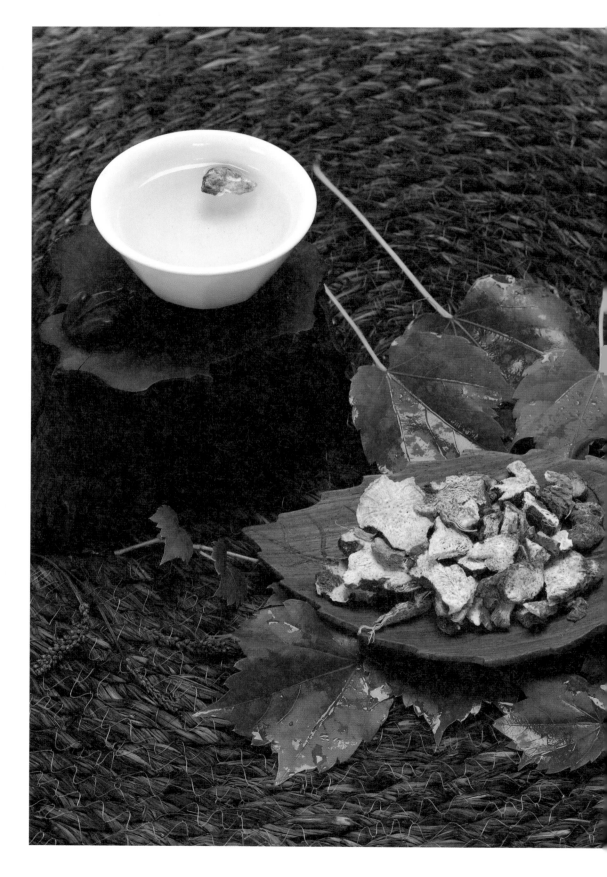

백출차

가을

특징

백출은 국화과 삽주의 뿌리줄기로 주피周皮를 제거해서 말린 약재다. 개자芥子, 산개山芥, 천개天芥라고도 한다. 잎은 엉겅퀴처럼 생겼고, 회황색과 회갈색 뿌리줄기는 비대한 덩어리로 되어 있으며, 작은 돌기가 있다. 특유의 냄새가 있으며 쓴맛, 단맛, 매운맛이 난다. 씹으면 끈적끈적한 점성이 느껴진다.

효능

백출은 비경脾經과 위경胃經에 이롭고 식욕을 돋운다. 설사, 소화 장애, 기침, 가래에 좋고 위궤양에 효과적이다. 세포의 면역 기능을 촉진하며, 간 기능을 보호하고 면역력을 높인다. 혈관 확장 및 이뇨 작용을 하고 혈당을 낮춘다.

예부터 백출은 임신부의 태기를 안정시켜 유산과 하혈을 방지하고 입덧을 멈추는 약재로도 쓰였다. 부종과 관절염에 좋고, 특히 여성의 우울증 치료에 효과가 있다.

만드는 법 _

1. 잘 건조된 백출을 가볍게 헹군다.

2. 찜솥에서 2~3분가량 김을 쐬어준다.

3. 물기가 있는 상태로 덖음과 식힘을 반복한다.

4. 솥에서 건조가 끝나면 한낮의 햇볕에 한 번 더 건조한다.

5. 유리병에 담아 3일 정도 숙성시킨다.

마시는 법 _

백출 특유의 향과 맛에 거부감을 느낀다면 생강차나 대추차
혹은 그 밖의 약차와 블렌딩해서 마셔도 좋다.

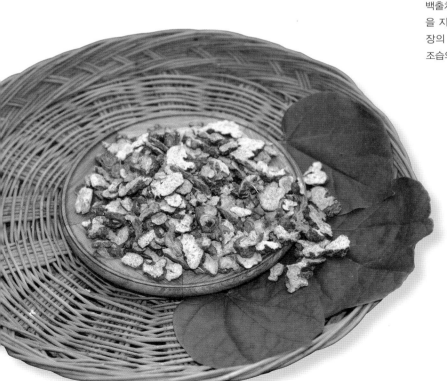

(tip)
백출차와 같이 따뜻한 성질
을 지닌 차는 위장, 대장, 소
장의 연동운동을 활성화해
조습의 균형을 유지해준다.

여주차

여름 | 가을

특징

여주는 박과의 덩굴성 쌍떡잎식물이다. 6월에 꽃이 피고, 잎은 양쪽이 서로 어긋난 모양으로 피며, 5~7개로 갈라지는 긴 잎자루에 톱니가 있다. 열매는 방추형이고 표면에 우둘투둘한 돌기가 많으며, 다 익은 열매는 쓴맛이 매우 강하다.

원산지는 인도 등 고온 다습한 아시아의 산과 들이다. 우리나라에서는 남부 지방 농촌의 담장에서 흔히 볼 수 있는데 가을에 달리는 주홍빛 열매가 시선을 사로잡는다.

여름에 익지 않은 생여주를 수확한 후 잘라서 햇볕에 말려놓으면 언제든 차로 만들기 쉽다.

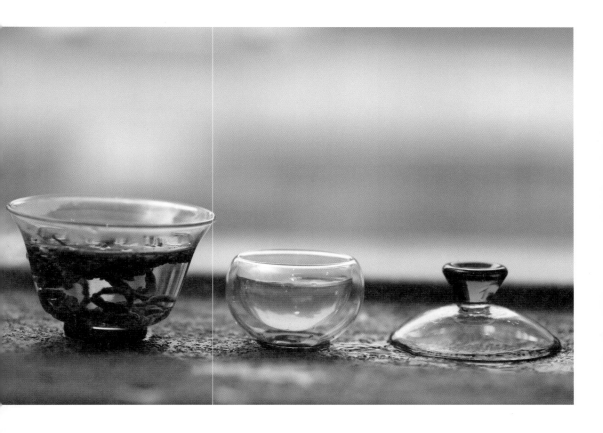

효능

여주에는 인슐린 유사 물질인 P-인슐린 성분이 있어 당뇨병의 원인이 되는 신장의 열을 내리고, 신장을 건강하게 만들어 혈당을 낮추는 데 도움이 된다. 이렇게 당뇨병 치료제로 많이 쓰이며, 항암, 항염, 항콜레스테롤, 심혈관 질환 예방, 혈액순환 증진, 콜레스테롤 개선에 효과적이다. 비타민C가 레몬보다 3배나 많아서 피부 미용에도 좋다.

(tip)

여주가 당뇨에 좋다는 사실이 알려지면서 말린 여주를 끓여서 마시는 사람들이 있는 데 이렇게 하면 마시기 힘들 정도로 쓴맛이 난다. 내가 개발한 레시피대로 여주차를 만들면 특유의 쓴맛과 비린맛을 없앨 수 있다.

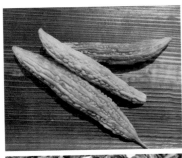

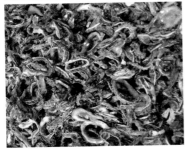

만드는 법 _

1. 차를 우려내기 좋은 크기로 잘라 햇볕에 건조한다.
2. 쓴맛과 비린맛이 없어질 때까지 노릇노릇하게 덖는다. 마지막에 배즙을 조금 넣어서 덖어주면 특유의 고약한 맛이 사라진다.
3. 정오의 햇볕을 쬐어준다.
4. 방습제를 넣은 유리병에 담아 일주일간 숙성시킨다.

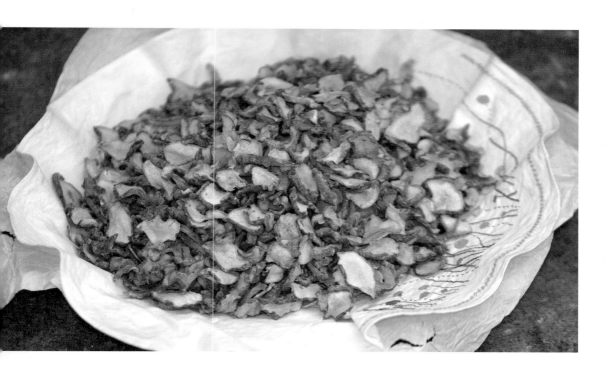

돼지감자차

가을

특징

돼지감자는 국화과의 귀화식물로 유럽에서 중국을 거쳐 17세기경 우리나라에 들어온 것으로 추정된다. 길쭉한 것부터 울퉁불퉁한 것까지 모양뿐 아니라 크기와 무게도 제각각이라 '뚱딴지'라는 별칭을 얻었다.

날씨가 따뜻한 4월에 싹이 돋고, 가을에 꽃이 피며, 높이 3m까지 자란다. 특히 여름에 급격하게 성장하고, 잎과 줄기에 털이 많다.

가을에 작은 해바라기처럼 생긴 노란 꽃이 피는데 꽃은 관상용이고 감자처럼 땅속에서 자라는 덩이줄기를 식용으로 한다. 이때 야산이나 들판에서 자생하는 마른 줄기를 찾아서 채취하면 된다.

효능

돼지감자는 일반 감자의 75배가량 되는 이눌린을 함유한다. 천연 인슐린이라고 불리는 이눌린은 식후 혈당과 혈압을 낮추는 효능이 있어 돼지감자를 찾는 당뇨병 환자들이 갈수록 늘고 있다.

돼지감자는 원활한 배변 활동을 돕고, 비타민C를 많이 함유해 대장암 예방에 좋으며, 피부 노화를 방지한다. 칼로리가 매우 낮고 식이섬유가 풍부하며, 체지방을 분해하고 중성지방을 감소시키는 등 다이어트에도 좋다.

서리가 내리는 늦가을이 돼지감자의 덩이줄기를 수확하는 시기다. 한겨울에는 땅이 얼어 캘 수가 없기 때문이다. 수확할 때는 큰 덩이만 캐내고 작은 것을 그대로 두면 봄에 싹이 돋아나 계속 자라난다. 특히 가을에 피는 노란 꽃이 아주 매력적이다.

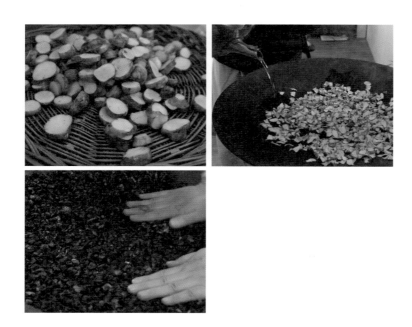

tip

잘 덖은 돼지감자차는
말린 과일처럼 그냥 먹
어도 맛과 향이 좋다.

만드는 법 _

1. 돼지감자를 흐르는 물에 깨끗이 씻어서 흙을 제거한다.

2. 껍질째 작은 깍두기 모양으로 썬다.

3. 먼저 건조기에 반나절, 그다음 햇볕에 반나절 건조한다. 칼
   로 자른 돼지감자를 햇볕에 바로 말리면 산화되어 검정색으
   로 변하니 주의할 것.

4. 수분이 약간 있는 돼지감자를 속까지 열이 전달되도록 꾹꾹
   눌러가면서 덖는다.

5. 약한 불에 노릇노릇할 때까지 덖으면 구수한 맛이 난다. 이
   때 천연 인슐린 성분이 하얀 진액으로 흘러나와서 솥에 잘
   눌어붙기 때문에 온도 조절에 신경 써야 한다.

6. 한낮의 햇볕을 쬐어준 후 유리병에 담아 일주일 정도 숙성시
   킨다.

마시는 법 _

돼지감자차를 너무 오래 우리면 영양분이 한꺼번에 빠져 나오
고 맛이 변한다. 탕색이 연한 노란빛을 띨 때 마시면 적당하다.

개망초차

여름

특징

국화과의 두해살이풀로, 우리나라에서 가장 많이 발견되는 귀화식물종이다. 가을에 씨앗이 발아하고 겨울이 지난 뒤 봄에 줄기를 내미는데 산과 들에서 흔히 발견된다. 우리나라의 개망초는 망초에 '개' 자를 더한 데서 유래했는데 이는 일본명 이누요메나犬嫁菜의 '개犬'에서 비롯된 것으로 추정되며 개망초가 일본에서 건너온 귀화식물이라는 것을 보여준다.

망초는 서식하는 범위가 넓지 않지만 개망초는 아무 데서나 잘 자라며 6~7월에 일제히 꽃을 피운다.

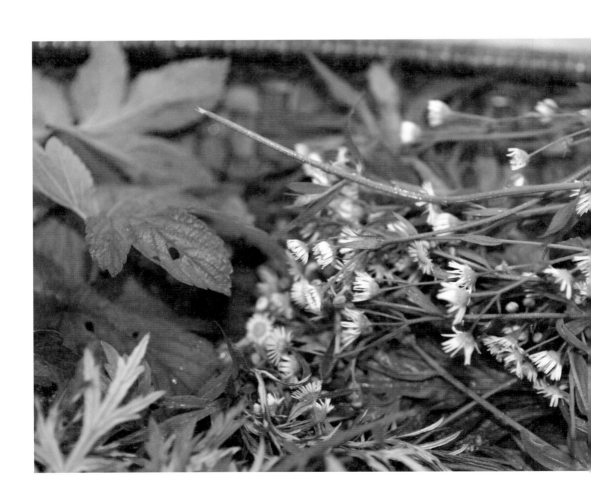

효능

해열과 해독 및 소화 작용에 도움이 되므로 한방에서는 소화불량, 장염, 말라리아 등에 처방한다. 감기, 전염성 감염, 위염, 설사 등에도 특효약이다. 특히 개망초의 잎과 줄기는 폴리페놀, 꽃은 케르세틴quercetin이라는 성분을 함유해 항산화 효과가 뛰어나며 화장품 원료로도 쓰인다.

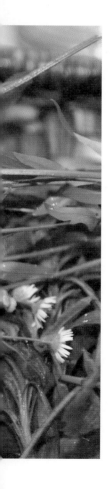

만드는 법 _

1. 오염되지 않은 땅에서 자란 개망초꽃 중에서 활짝 피지 않은 것을 채취한다.
2. 소금과 감초를 약간 넣어 끓인 물에 30초 이내로 김을 살짝 쐬어준다.
3. 따뜻한 방에 한지를 깔고 개망초꽃을 건조한다.
4. 줄기와 잎은 살청 ▷ 유념 ▷ 덖음 ▷ 건조 ▷ 쇄청 순서로 법제한다.
5. 완성된 개망초차는 유리병에 담아 그늘에 보관한다.

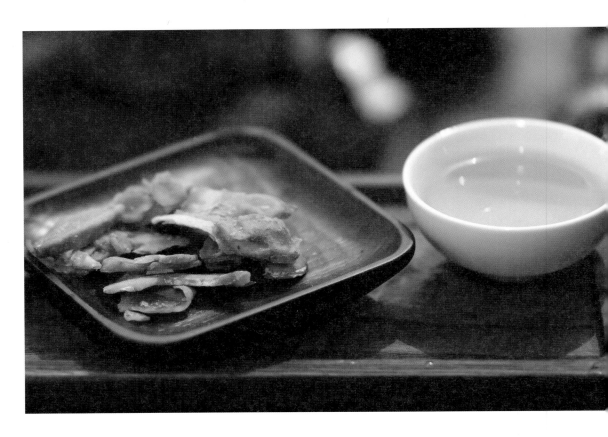

생강차

가을 겨울

특징

생강은 생강과의 여러해살이 외떡잎식물이다. 생강의 뿌리줄기는 다육질의 덩어리로 씹으면 매운맛이 나고 냄새는 향긋하다. 잎은 양쪽이 서로 어긋난 모양으로 피며, 끝이 뾰족하고 길면서 중간부터 아래쪽이 볼록해지는 바소꼴이다. 원산지는 동인도이며, 한국산은 꽃이 피지 않지만 동남아 아열대 지방에서는 꽃이 핀다.

강근姜根, 모강母薑, 백랄운百辣蕓, 염량소자炎凉小子, 인지초因地草, 자강子薑, 자강紫薑, 건강乾薑이라고도 한다.

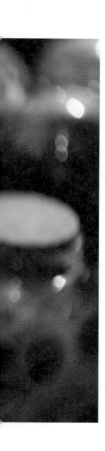

효능

한방에서는 말린 생강을 약재로 쓰는데 이 약재는 위액 분비를 촉진해 소화를 돕고 심장의 흥분을 가라앉힌다. 특히 감기로 인한 오한이나 발열, 두통과 가래를 치료하고 복통과 설사를 멎게 하는 효과가 있다. 수족냉증과 염증 치료에도 도움이 된다. 특히 겨울철 감기 예방에 좋고 몸이 차가운 사람에게 이로운 약차다.

생강은 꿀에 절여 청을 만들어도 좋다. 생강청을 석 달간 발효시킨 다음 생강을 건져서 말리면 생강편이 된다. 생강차와 함께 생강편을 겨울철 다식으로 곁들이면 추위에 언 몸을 따뜻하게 녹여준다.

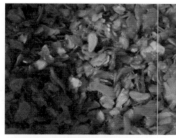

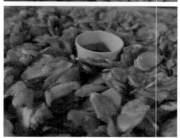

만드는 법 _

1. 생강을 흐르는 물에 씻은 다음 2시간가량 물에 담가 남은 흙을 제거한다.
2. 마른 행주로 물기를 닦고 둥근 모양으로 자른다.
3. 센 불에서 덖다가 어느 정도 덖어지면 약한 불에서 수분을 날려준다.
4. 한낮의 햇볕에 건조한다.
5. 방습제를 넣은 유리병에 담아 일주일간 숙성시킨다.

마시는 법 _

생강차는 사과차나 계피차와 블렌딩해서 마시면 풍미가 더욱 좋아진다.

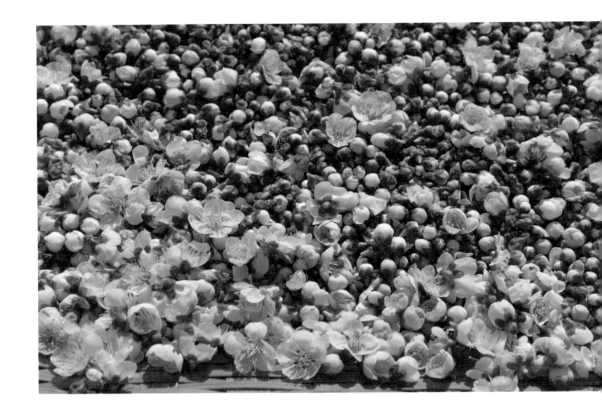

매화차

봄

특징

매화나무는 장미과에 속하는 식물이다. 키가 5m 정도까지 자라고 가지에 초록색 잔털이 나는 것도 있다. 잎은 양쪽이 서로 어긋난 모양으로 피며 끝이 뾰족하다. 초봄에 연한 홍색을 머금은 흰 꽃이 잎보다 먼저 피어나며 향이 진하다. 꽃잎은 보통 5개이며, 그보다 많은 것도 있다. 6월이면 매화나무 열매가 맺히는데 이것이 바로 매실이다. 녹색의 둥근 열매는 살구처럼 생겼으며, 표면에 털이 있다. 익으면 황색으로 변하고 신맛이 매우 강하다.

매실을 약재로 쓸 때는 익기 전에 따서 소금에 절였다가 햇볕에 건조한다. 한방에서는 이것을 백매白梅라고 한다. 소금에 절이지 않고 볏짚을 태워 연기를 쐬어 말린 것은 오매鳥梅라고 부른다.

매화는 인고의 고통을 참아내는 모습을 온몸으로 보여준다. "한겨울 뼛속까지 시리지 않았더라면 그 향기가 코끝을 찌를 수 없었다"는 말에서 볼 수 있듯이 추운 겨울을 잘 이겨낸 꽃만이 깊은 향기를 전한다.

조선 후기에 편찬된 농업 서적인 《산림경제山林經濟》에는 "이른봄 반쯤 핀 매화를 따서 꿀단지에 넣어두었다가 여름에 차로 마시면 그 향이 사랑스럽다"라는 구절이 나온다. 이른봄 창백하고 여리디여린 매화를 딸 때마다 왠지 모르게 미안한 마음이 든다. 그러나 향기에 취하는 순간 매화가 이미 소쿠리 가득 담겨 있다. 찬란한 봄을 만나기도 전 그윽한 향기를 먼저 전하기에 사람들은 매화로 꽃차를 만든다. 청매화로 차를 만들면 향이 더욱 짙다.

효능

매화차는 갈증을 해소해주며 폐와 기관지에도 좋다. 특히 가슴이 답답한 증세나 소화불량, 숙취 해소에 도움이 된다.

한방에서는 덜 익은 청매靑梅를 약재로 쓴다. 청매즙을 짜서 햇볕에 두면 엿처럼 검은색이 되는데 이것이 매육梅肉 엑기스로 소화, 건위, 정장에 좋고 기침, 구토, 회충 구제 등에도 효험이 있다. 청매를 소주에 담가 매실주를 만들거나 설탕과 함께 매실효소를 만들어 가정상비약으로 이용한다. 체했을 때 따뜻한 물에 매실효소를 타서 마시면 즉각 효과가 나타난다. 매실효소는 음식에 넣어 먹거나 시원하게 해서 여름철 음료로 마셔도 좋다. 이때 발효되지 않은 효소는 염증을 유발할 수도 있으므로 주의한다.

만드는 법 _

1. 찜솥에 면포를 깔고 매화를 올린 다음 30초 미만으로 뜨거운 김을 쐬어
   준다.
2. 따뜻한 방 안에 한지를 깔고 매화를 건조한다. 이때 코끝을 찌르는 매화
   향기가 감동적이다.
3. 완성된 매화차는 방습제를 넣은 유리병에 담아 그늘에 보관한다.

마시는 법 _

매화차는 그 자체를 우리기보다 녹차 등에 띄우면 다과 분위기가 향기로워
진다. 최고의 여운과 향기를 남기며 매화차를 만들 때와는 또 다른 감동을
선사한다.

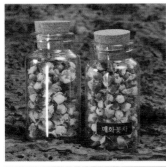

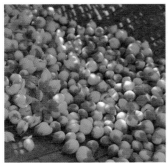

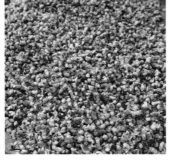

(tip)

매화차를 얼음틀에 넣어서 여름
날 꽃차를 만들어 마시면 열을
내려주고 가슴속 울분을 풀어준
다. 상쾌하고 청량한 맛과 향을
즐길 수 있다.

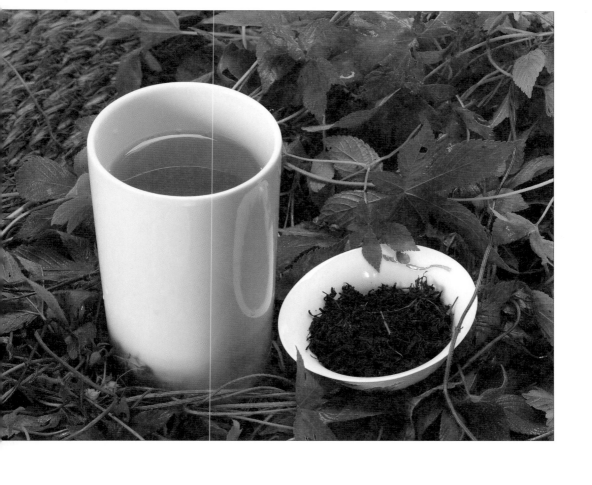

특징

환삼덩굴은 암수딴그루인 삼과의 덩굴성 한해살이식물이다. 율초라고도 부르며 한국, 일본, 중국, 타이완의 들에서 흔히 볼 수 있다.

7~8월에 연한 황록색 꽃이 피고, 손바닥 모양의 잎 5~7개가 마주 보는 형태로 달린다. 잎 가장자리에는 톱니가 있고 양쪽 면 모두 거친 털이 있다.

줄기의 껍질은 섬유로 사용되고 열매는 쓴맛이 난다.

여름

환삼덩굴차

효능

환삼덩굴은 위장을 튼튼하게 하고, 기침을 멎게 하며, 폐렴에도 좋다. 몸 속 독소 배출을 돕고, 어혈 제거에도 효험을 보인다. 또한 동맥경화로 인한 질병을 예방하고 성병의 하나인 임질에 효과가 있다. 위 기능을 증강시키는 고미건위제, 소변 양을 증가시키는 이뇨제로 사용한다.

환삼덩굴을 이용해 최초로 차를 만든 사람이 바로 내가 아닐까 싶다. 봄부터 가을까지 산과 들에서 지겹도록 우리를 괴롭히는 것이 환삼덩굴인데, 그 사실만으로도 환삼덩굴의 생명력이 다른 식물과 비교할 수 없을 정도로 강하다는 것을 알 수 있다. 만약 환삼덩굴의 효과가 알려지면 여름 풀 가운데 가장 신분 상승할 약초이지 않을까 싶다.

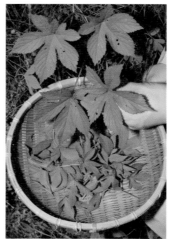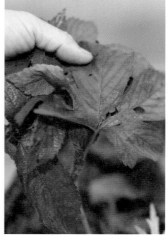

tip

환삼덩굴차에 소주를 붓고 반년 정도 숙성시킨 후 한두 잔씩 약주로 마시면 골수를 생성시켜주고 당뇨와 심혈관 질환에 좋다.

만드는 법 _

1. 오염되지 않은 토양에서 자란 환삼덩굴의 잎을 채취한다.

2. 엽저(잎 밑부분)를 고온에서 먼저 살청한다. 엽저에 잔가시가 많으면 장갑을 끼고 덖는데 하다 보면 그 잔가시마저 부드럽게 느껴진다.

3. 잎은 자체 수분으로 살청한다. 얇아서 자칫하면 탈 수 있으므로 주의한다.

4. 유념 ▷ 덖음 ▷ 건조 순서로 마무리한다. 구수한 차를 좋아한다면 좀 더 노릇노릇하게 덖는다.

5. 방습제를 넣은 유리병에 담아 그늘에 보관한다.

마시는 법 _

환삼덩굴차에 뜨거운 물을 붓고 우려내면 다른 차에서는 볼 수 없는 샛노란 찻물이 우러난다. 식전과 식후 하루 세 번 마시면 좋다. 당뇨, 혈압, 신경계 질환, 성인병을 앓고 있다면 수시로 마신다. 단, 타닌 성분이 자극적일 수 있으므로 위장이 약한 사람은 환삼덩굴차를 마신 뒤에 보이차나 한방차로 입가심을 하면 속이 편안해진다.

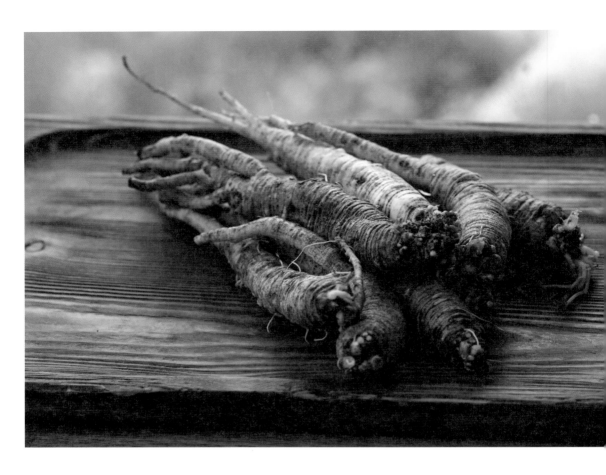

더덕차

여름 가을

특징

더덕은 우리나라 산에서 많이 볼 수 있는 여러해살이 덩굴식물이다. 부엽질이 풍부한 토양에서 자라고 햇볕이 들지 않는 곳을 좋아한다. 주로 8~9월에 예쁜 종 모양 꽃이 피고, 10~11월경 열매를 맺는다. 더덕 뿌리는 예부터 한약재나 식용으로 많이 쓰였으며, 잎은 차를 만들어 마신다. 민간이나 왕실에서 식재료로 많이 사용되었다.

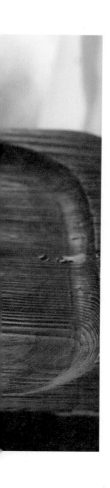

효능

더덕에는 인, 티아민, 리보플라빈riboflavin, 사포닌, 이눌린 성분이 풍부하다. 기관지 염증과 동맥경화에 효능이 있고, 혈당을 조절해주며, 해열과 거담 작용을 한다. 자양강장제로도 쓰이며, 위궤양과 염증 치료에 매우 좋다. 또한 더덕은 식이섬유가 풍부해 장운동을 돕고, 칼로리가 낮아 다이어트 식품으로 권할 만하다. 다만, 찬 성질이 강하므로 몸이 찬 사람이 더덕차를 많이 마시면 소화 장애를 겪을 수 있으니 조절해서 마시도록 한다.

만드는 법 _

1. 뿌리를 깨끗이 다듬어 조그만 깍두기 모양으로 썬다. 이렇게 하면 여러 번 우려내기 좋다.
2. 건조기에 건조한 후 햇볕에 3~4시간 다시 건조한다.
3. 솥에 물을 끓인 뒤 잘 건조된 더덕을 넣는다. 뚜껑을 닫고 김을 충분히 쐬어준다.
4. 수분이 있는 상태에서 덖기 시작한다.
5. 더덕의 수분이 날라가도록 계속 덖어주면 구슬 구르는 소리가 난다.
6. 한낮의 햇볕에 건조한 후 유리병에 담아 보관한다.

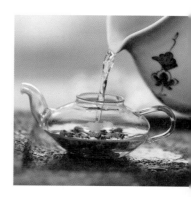

겹황매화차

봄

특징

겹황매화는 장미목 장미과의 낙엽관목에 속하는 여러해살이식물이다. 습기가 있는 곳에서 군락을 이루어 무성하게 자란다. 꽃잎이 여러 겹 겹쳐서 피기에 겹황매화라고 한다. 4~7월에 황색 꽃이 잎과 같이 피어 가지 끝에 달린다. 가지에는 털이 없고, 기다란 잎은 양쪽이 서로 어긋난 모양으로 나며, 가장자리에 톱니가 있다. 9월이면 껍데기가 단단한 열매가 맺힌다.

한국, 일본, 중국에 분포하며 흔히 관상용으로 담장 옆에 심는다.

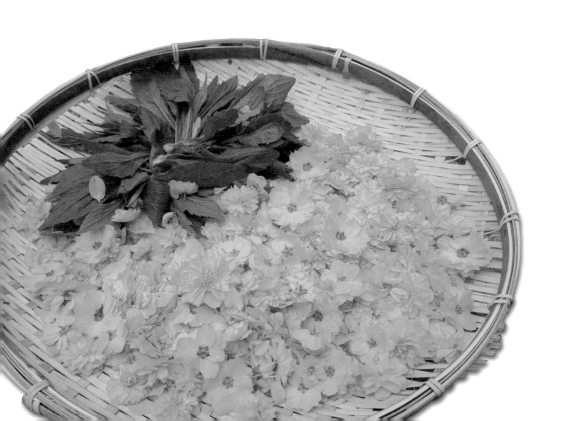

효능

겹황매화는 해열과 해독 작용이 탁월하며 현기증에 효과가 있다. 국화처럼 몸을 따뜻하게 해주므로 몸이 찬 사람에게 좋다. 또한 소화 기능을 도와주므로 소화불량이나 위장 장애가 있는 사람이 겹황매화차를 꾸준히 마시면 효과를 볼 수 있다. 기침을 멈추게 하는 효험도 있다.

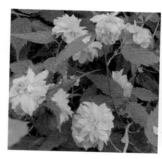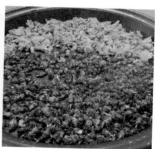

만드는 법 _

1. 깨끗한 환경에서 자란 겹황매화를 채취해 흐르는 물에 가볍게 행군다.
2. 잎과 꽃을 분리한 후 그늘에서 물기를 제거한다.
3. 잎은 살청 ▷ 유념 ▷ 덖음 ▷ 건조 순서로 법제한다.
4. 꽃은 소금과 감초 3~4개를 넣은 찜솥에 면포를 깔고 1분 미만으로 김을 쐬어준 후 건조기에서 저온으로 완전 건조한다.
5. 완성된 겹황매화차는 방습제를 넣은 유리병에 보관한다.

마시는 법 _

투명한 유리 다관에 겹황매화차를 넣고 뜨거운 물에 우려내어 마신다. 과일차나 유자차, 한방차와 블렌딩해서 마시면 다양한 빛깔과 향기까지 더해져 오감이 즐겁고, 찻자리의 분위기도 한결 그윽해진다.

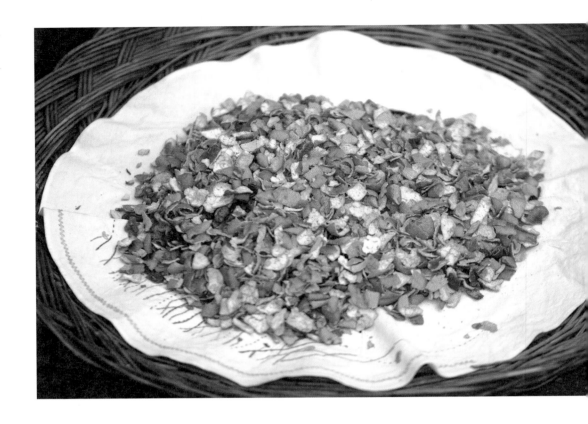

귤
피
차

겨울

특징

귤나무는 산초과의 식물이며 귤은 운향과의 상록 소교목 열매다. 6월에 흰꽃이 핀다. 꽃받침 조각과 꽃잎이 5개씩이며, 수술이 여러 개이고 암술은 1개다. 열매는 조그만 공 모양으로 지름 5~8cm 정도이며, 노란빛을 띤 붉은색이다. 껍질이 잘 벗겨지고 가운데 축이 비어 있으며, 열매를 날 것으로 먹는다. 귤피는 햇볕에 건조한 귤껍질로 열매와는 달리 맵고 쓰지만 따뜻한 성질을 지니고 있다.

귤은 삼국시대부터 먹던 과일로 오랜 역사를 자랑한다. 우리나라에서 가장 많이 재배하며 조생종, 중생종, 만생종 등 10여 종이 있다.

효능

귤피의 테레빈turpentine 성분은 혈관 내 콜레스테롤 생성을 억제하며, 풍부한 비타민C와 비타민P는 고혈압과 혈액순환 개선을 돕는다. 비타민C는 멜라닌 색소를 분해하므로 피부 미용에 좋고, 베타카로틴 성분은 안구 질환 예방에 효과적이다.

귤피 속 하얀 부분에는 식이섬유인 펙틴이 풍부해 몸속 독성물질을 흡착하여 배출하며, 구연산은 피로회복을 돕는다.

《동의보감》에는 귤피가 가슴에 뭉친 것을 풀어준다는 기록이 있다. 귤피는 오래될수록 약효가 뛰어난데 비타민C가 일반 과실의 4배나 된다. 한방에서는 이를 진피陳皮라고 한다.

약리 실험을 통해 귤피에서 나온 진액이 위액 분비를 촉진해서 음식물 소화에 도움이 되고, 신진대사를 촉진하며, 특히 갱년기 여성에게 효과가 있다는 사실이 밝혀졌다. 또한 귤피는 기氣를 순환시키고, 설사를 멈추게 하고, 기침 가래를 삭이는 데 특효약이다. 식욕부진이나 소화 장애, 가슴 답답함과 두근거림, 현기증 등의 증세에 효험을 보이고 임산부에게도 좋다.

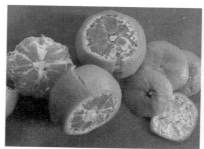
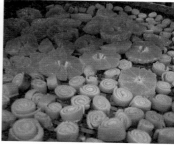

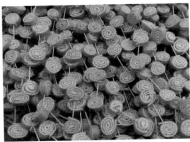

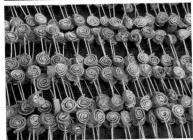

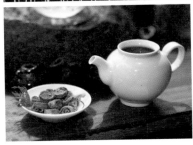

tip

귤피차를 예쁘게 모양내서 만들고 싶다면 귤
피를 돌돌 말아 이쑤시개로 고정한다. 그런 다
음 쌀죽을 쒀서 귤피에 가볍게 바른 뒤 약한
불에 굽듯이 덖으면 된다. 차가 완전히 건조되
면 이쑤시개를 제거하고 유리병에 보관한다.

만드는 법 _

1. 베이킹소다나 식초로 깨끗이 씻은 후 껍질을 벗긴다.

2. 귤피는 차를 우리기 좋은 크기로 잘라서 햇볕에 건조
   한다.

3. 건조한 귤피를 살청한 다음 가볍게 유념한다.

4. 다시 한 번 덖은 후 한낮의 햇볕에 건조한다.

5. 방습제를 넣은 유리병에 담아 그늘에 보관한다.

마시는 법 _

귤피차에 뜨거운 물을 붓고 우려내어 하루 세 번씩 차로
마시면 감기 예방에 좋다. 아이들에게는 꿀을 타서 주면
잘 마신다.

호흡기 질환에 좋은 약차

○ 아카시아꽃차 ○ 우엉차 ○ 어성초차 ○ 들국화차 ○ 연꽃차 ○ 박하차

○ 연잎차 ○ 도라지차 ○ 모과차 ○ 작두콩차 ○ 목련꽃차 ○ 수세미차

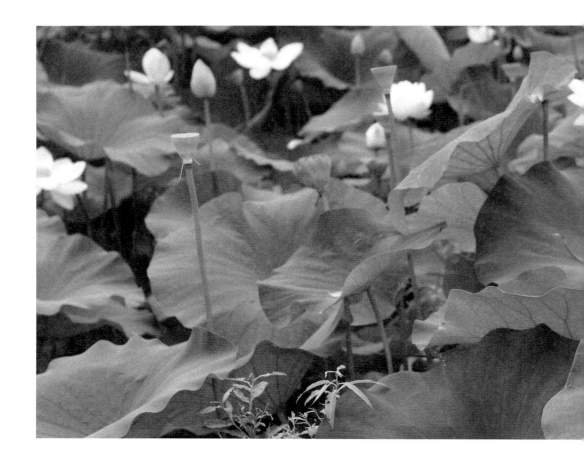

연잎차

여름

특징

연꽃은 아시아 남부와 오스트레일리아 북부가 원산지이다. 연못의 진흙 속에서 자라며, 뿌리줄기에서 잎이 나와 1~2m 높이로 자란다. 연잎은 하엽(荷葉)이라고도 하며, 지름 40cm 내외로 잎맥이 방사상으로 퍼지고 가장자리가 밋밋하다. 잎 표면에 잔털이 있어서 물에 젖지 않는 것이 특징이다. 7~8월에 백색 또는 연분홍색 꽃이 핀다. 열매는 9~10월에 꽃받침 구멍에서 까맣게 익는데 이것을 연밥 또는 연자라고 한다. 연잎, 연자, 연근은 비타민과 미네랄이 풍부해 요리의 재료로 다양하게 쓰인다.

효능

연잎의 플라보노이드 성분은 혈전을 녹이고 혈압을 낮추는 데 도움이 된다. 케르세틴 성분은 활성산소를 억제해 항바이러스, 항균 작용을 한다. 또한 연잎의 레시틴 성분은 뇌 기능을 자극해서 집중력이 좋아지게 한다.

연잎차는 폐와 기관지에 좋고, 피부 질환에도 효과가 있으며, 몸속 노폐물 배출을 돕는다. 지혈 및 수렴 작용으로 상처를 빨리 아물게 하고 야뇨증에도 좋다. 갈증을 없애주고 더위와 습기를 물리치게 해 여름에 어울리는 약차다.

(tip)
차로 만드는 연잎은 농약을 치는 논밭 주변에서 자란 것은 피하도록 한다.

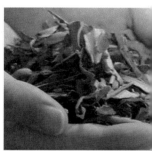

만드는 법 _

1. 깨끗한 면보로 연잎을 닦는다.
2. 칼을 쓰지 않고 손으로 차를 우리기 좋은 크기로 잘게 뜯는다.
3. 고온에서 살청한다.
4. 유념 후 고온에서 덖어 수분을 날린 다음 다시 한 번 유념을 한다.
5. 약한 불에서 완전히 건조한다.
6. 비타민D가 만들어지도록 한낮의 햇볕에 건조한다.
7. 방습제를 넣은 유리병에 보관한다

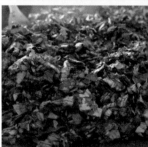

마시는 법 _

연잎차는 노란빛을 띠며 향긋하고 싱그러운 연잎향이 진하게 난다. 타닌 성분과 카페인이 거의 없으므로 물처럼 수시로 마셔도 된다.

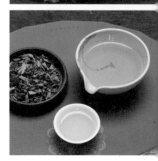

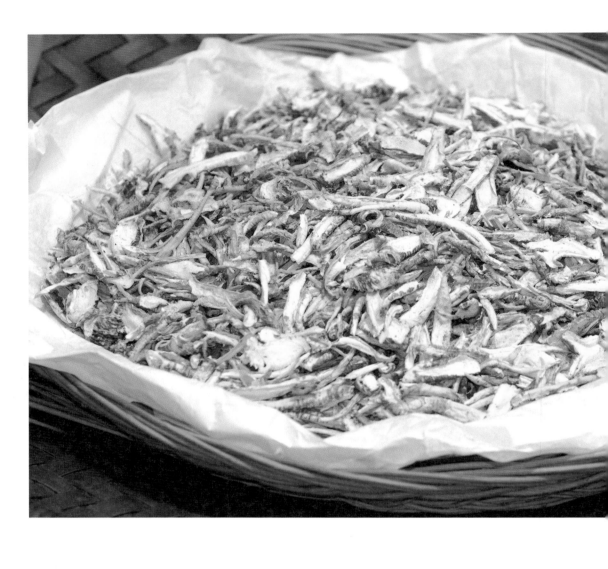

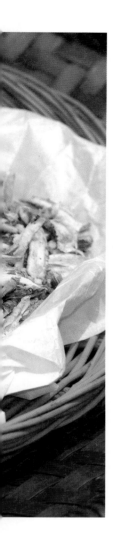

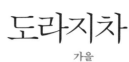

도라지차
가을

특징

도라지는 산지의 양지바른 곳에서 햇볕을 받으며 자라는 초롱꽃과의 여러해살이 식물이다. 키가 꽤 커서 높이 40~100cm 정도이며, 7~8월에 종 모양 꽃이 핀다. 꽃잎 색깔은 보라색에 가까운 하늘색인데 가끔 흰색도 있다. 꽃이 희면 백도라지, 꽃이 여러 겹이면 겹도라지라고 부른다. 달걀 모양 열매는 속이 여러 칸으로 나뉘어 있고, 칸마다 많은 씨앗이 들어 있다. 줄기는 곧고, 뿌리는 굵으며 식용으로 쓴다.

주로 봄가을에 채취하는데 가을에 채취하는 것이 더 좋고, 5년 이상 된 도라지가 약효가 뛰어나다. 잔뿌리가 많은 것이 좋은데 수입산은 국산에 비하면 잔뿌리가 거의 없고 원뿌리도 갈라져 있지 않다. 뿌리를 세척해서 햇빛에 건조한 것을 길경桔梗이라고 부르는데 "길한 풀뿌리로서 귀하고 곧다"는 뜻이다.

효능

도라지 뿌리에는 사포닌 성분이 있으며 비타민, 무기질, 섬유질이 풍부하다. 한방에서는 폐열, 편도염, 설사 등에 처방하고 열을 다스리는 데 쓴다. 특히 당뇨병 환자의 혈당을 내리고 콜레스테롤을 낮추는 데 좋다. 고혈압, 동맥경화, 폐결핵, 기침, 가래, 인후종통에 효과가 있으며 다이어트에도 좋다. 도라지 달인 물로 입 안을 가시면 세균이 사라지고 상쾌한 느낌이 든다.

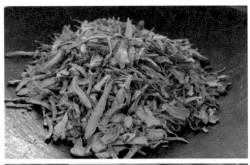

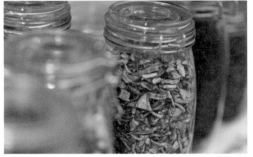

tip

도라지 뿌리는 껍질을 벗긴 뒤 물
에 씻어서 소금을 뿌리고 주물러
쓴맛을 뺀다. 물에 씻어서 잘 건
조한 뒤에는 바람이 잘 통하는 서
늘한 곳에 보관한다.

만드는 법 _

1. 도라지를 흐르는 물에 깨끗이 씻은 후 소금물에 10분쯤 담가 아린 맛을 제거한다.

2. 다관에 넣기 좋은 크기로 잘라 햇볕에 건조한다. 수분을 말려서 차를 만들면 도라
   지의 쓴맛과 아린 맛이 사라지고 덖는 시간도 절약할 수 있다.

3. 찜솥에 면보를 깔고 1분 미만으로 김을 쐬어준다.

4. 수분이 약간 있는 상태에서 덖기 시작한다.

5. 수분이 완전히 증발되어 구슬 구르는 소리가 날 때까지 덖는다.

6. 한낮의 햇볕에 건조한 후 방습제를 넣은 유리병에 담아 그늘에 보관한다.

마시는 법 _

도라지차는 사과차, 모과차, 헛개열매차 등과 블렌딩해서 마시면 기관지에 좋고 맛
도 더욱 좋아진다. 꿀을 약간 타면 아이들도 잘 마신다.

특징

모과는 모과나무의 열매로 나무에 달리는 참외 비슷한 열매라고 해서 목과木瓜라고도 한다. 모양이 타원형이며, 처음에는 녹색을 띠다 가을이 되면 진한 향기와 함께 노랗게 익어간다. 산미가 강하고 육질이 단단하므로 모과 자체는 가공하지 않는다. 특유의 향이 강해서 방향제로도 널리 쓰이며, 다량 함유된 타닌 성분이 신맛과 떫은맛을 낸다. 발효된 모과차는 신맛이 줄어들어 맛과 향이 좋아진다.

효능

표면을 만지면 모과에 다량 함유된 정유 성분 때문에 끈적한 느낌이 든다. 이 성분이 모과 특유의 향을 낸다. 대표적 알칼리성 식품인 모과는 당분, 칼슘, 칼륨, 철분, 비타민C뿐만 아니라 시트르산과 사과산 등 유기산

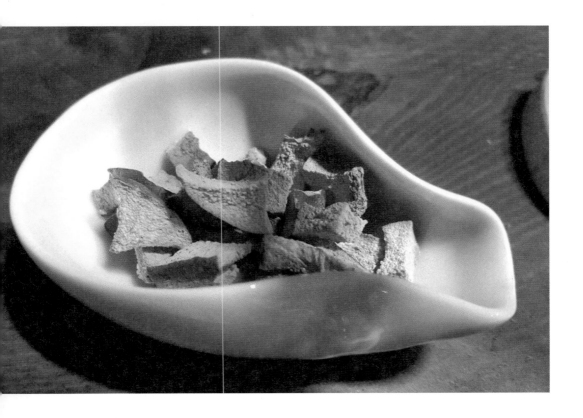

이 풍부하다. 이러한 유기산 성분은 피로회복을 돕고, 관절염과 신경통 치료에 효과가 있다. 또한 각종 성인병의 원인이 되는 체내 나트륨과 노폐물, 독성물질을 배출한다. 몸의 열기와 염증을 가라앉히고 혈액순환을 원활하게 해 부종 예방과 치료에도 효과적이다.

칼슘, 철분 등 풍부한 미네랄 성분은 성장기 아이들의 골격 형성과 발육에 좋다. 또 기미, 주근깨, 잡티, 여드름, 미세주름을 완화하는 등 피부 미용에도 탁월한 효과를 보인다.

예부터 가래, 천식, 감기 등 기관지 질환에 모과를 애용해왔다. 대개 설탕이나 꿀에 재웠다가 차로 마시는데, 당분을 넣지 않은 모과차가 몸에 더욱 좋다. 모과는 성질이 따뜻하므로 몸에 열이 많거나 땀이 많은 사람은 주의해서 섭취할 필요가 있고, 유기산 성분을 함유해 차를 마신 후에는 양치질을 하는 것이 좋다.

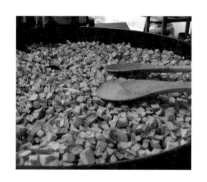

만드는 법 _

1. 베이킹소다나 식초로 모과를 깨끗이 씻는다.
2. 조그만 깍두기 모양으로 자른다.
3. 하루 정도 건조기에 건조한 다음 오전 10시~오후 2시 햇볕에 건조한다.
4. 솥에 물을 조금 끓인 다음 잘 건조된 모과를 넣고 덖는다.
5. 수분이 완전히 날아가면 다시 햇볕을 쬐어준다.
6. 방습제를 넣은 유리병에 담아 사나흘 숙성시킨다.

마시는 법 _

기호에 따라 도라지차와 블렌딩해서 마시면 음양의 조화를 느낄 수 있다. 모과차에 꿀을 약간 타면 아이들도 좋아한다.

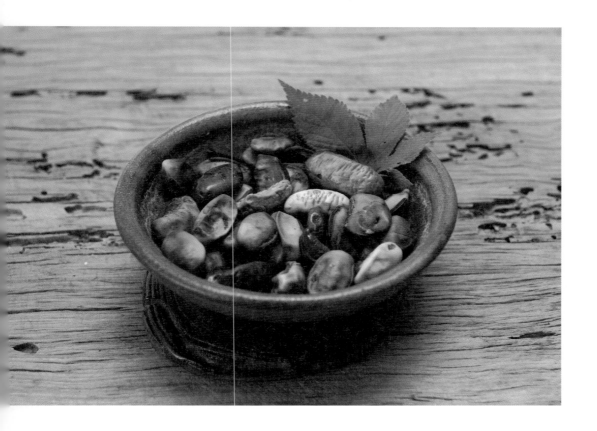

작두콩차

여름 가을

특징

작두콩은 콩과의 한해살이 쌍떡잎식물로 원산지는 중국이다. 콩깍지 모양이 작두와 비슷해서 작두콩차라는 이름이 붙었다. 길이 20~30cm 정도 되는 열매에 2~3cm쯤 되는 커다란 콩이 들어 있다.

7~8월에 붉은색과 흰색 꽃이 핀다. 줄기는 60~100cm로 곧고, 뿌리에 혹이 많이 달려 있다. 꼬투리 모양 열매가 타원형으로 달리며 그 속에 보통 7개 내외의 씨가 들어 있다. 완전히 익으면 꼬투리가 터져서 씨를 퍼뜨린다. 품종에 따라 크기와 모양, 색깔이 다양하다.

효능

한방에서 약재로 많이 쓰이며 특히 감기 예방에 좋다. 히스티딘histidine이라는 성분이 비염과 축농증, 천식과 호흡기 질환에 탁월한 효능이 있다. 또한 체내에서 해독 작용을 하며, 혈액순환을 돕는다. 간 기능을 개선하고, 위염과 장염에 좋으며, 항암 효과가 있다. 영양소가 풍부해 혈액순환, 피로회복, 면역력 강화에 뛰어난 효능을 보이고 식이섬유가 풍부해서 다이어트 식품으로 각광 받고 있다.

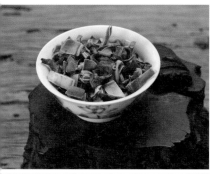

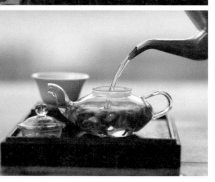

만드는 법 _

1. 껍질과 콩을 분리해 물에 깨끗이 씻은 후 껍질은 잘라서 햇볕에 건조한다.
2. 적당히 건조된 껍질과 콩을 따로 덖는다. 콩을 덖을 때는 물을 약간 넣는다.
3. 완전히 덖어지면 오전 10시~오후 2시 햇볕을 쬐어준다.
4. 방습제를 넣은 유리병에 담아 일주일 동안 숙성시킨다.

마시는 법 _

작두콩차와 껍질차에 뜨거운 물을 붓고 함께 우려내어 마신다. 초석잠차와 블렌딩하면 맛과 성분이 잘 어우러진다.

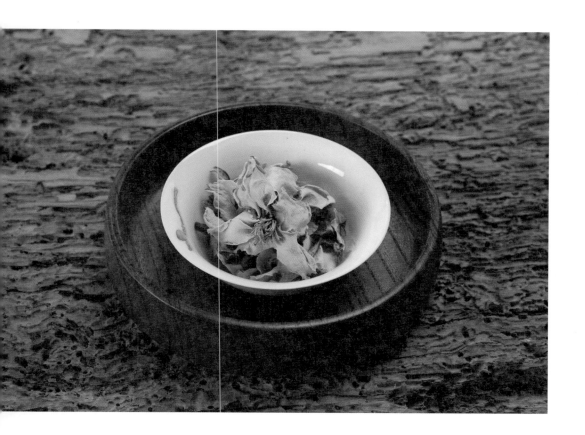

특징

목련은 목련과의 쌍떡잎식물로 신이辛夷라고도 부른다. 높이 10m까지 자라며 줄기가 곧고 가지가 굵다. 추운 겨울에 봉오리가 맺혀 이르면 3월 중순부터 4월 중순까지 잎보다 먼저 하얀 꽃이 피는데 꽃지름은 보통 10cm 내외다. 꽃봉오리가 하늘을 향해 끝이 뾰족한 달걀 모양으로 피어난다. 타원형 꽃은 향기가 진하지만 빨리 지는 편이다. 9~10월에 닭벼슬 모양의 열매가 익는데 외피는 적색, 씨앗은 주홍색이다. 잎에는 털이 없고 꽃눈의 포苞에 털이 있다.

봄 | 목련꽃차

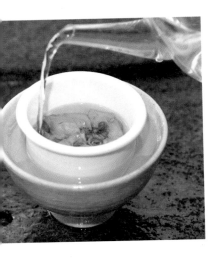

효능

한방에서는 목련꽃을 신이화라고 한다. 목련꽃차는 두통과 진통을 가라앉히고 비염, 축농증, 후두염, 기관지염을 비롯한 각종 염증에 좋다. 감기로 인한 오한, 전신통에도 효과가 있으며, 심한 코골이를 완화한다.

목련꽃차의 폴리페놀 성분은 혈압을 낮추고, 비타민과 무기질은 항산화 작용을 한다. 눈 건강에 좋고, 풍부한 식이섬유는 변비 해결을 돕는다.

한약재로 쓸 때는 완전히 피지 않은 버들강아지 같은 꽃봉오리를 쓴다. 피고 난 뒤에는 약효가 많이 떨어지기 때문이다. 산목련으로 차를 만들면 향기와 맛이 훨씬 좋다. 옛날에는 불상에 복장물을 봉안할 때 방부제로 쓰기도 했다.

tip

비염이나 아토피가 심한 경우 찻물을 우려 얼굴과 코에 김을 쐬어주면 도움이 된다.

만드는 법 __

1. 비 온 뒤 깨끗한 목련 봉오리를 채취해서 반으로 나누고 수술을 제거한다.
2. 채반에 올려 30초 미만으로 뜨거운 김을 쐬어준다.
3. 따뜻한 방 안에 한지를 깔고 목련꽃을 건조한다. 이때 흰 면보를 덮어주면 목련꽃 본연의 빛깔을 유지할 수 있다.
4. 방습제를 넣은 유리병에 담아 5일 정도 숙성시킨다.

마시는 법 __

잘 우려낸 목련꽃차는 노란빛을 띤다. 도라지차, 오가피열매차, 생강차와 블렌딩해서 마시면 맛과 향이 더욱 좋다.

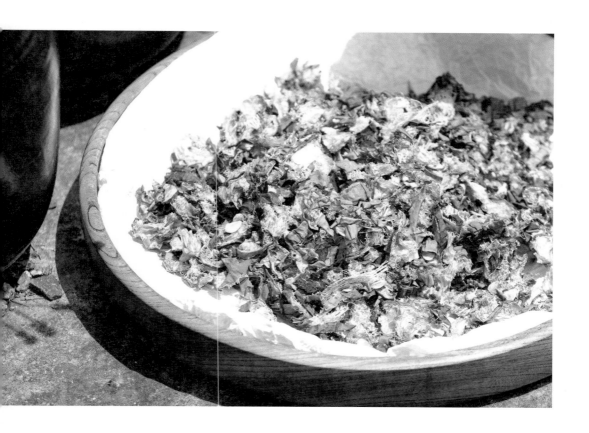

수세미차

여름 가을

특징

수세미는 박과의 한해살이 덩굴풀로 동남아시아와 남태평양 등 아열대 지역에 많이 자생한다. 우리나라에서는 남부 지방 농촌에서 흔히 볼 수 있다.

봄에 씨뿌리기를 해서 2개월이 지난 후 원통형이나 곤봉 형태 열매를 수확한다. 열매는 길이 15~45cm, 폭이 3~6cm이며, 평활하거나 길고 오돌토돌한 무늬가 있다. 다 자란 열매의 씨앗에는 독성이 있으므로 주의해야 한다. 차와 즙으로 만들어 마시거나 무쳐서 먹기도 한다.

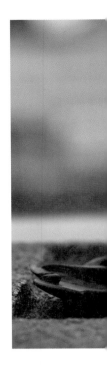

효능

주로 2개월 정도 자란 열매를 식품으로 쓰는데 식이섬유가 풍부해서 다이어트에 좋다. 천식, 기침, 알레르기비염, 변비 등에도 효과가 있다. 피를 맑게 하고, 피부 노화를 늦추며, 알레르기를 방지하는 효과도 있다.

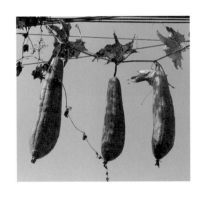

tip **수세미 효소**

수세미를 꿀에 두 달 정도 재웠다가 물에 타서 마시면 기관지에 좋고 속열을 내려 준다.

만드는 법 _

1. 무른 것보다는 적당히 마른 수세미를 따서 소금물에 문질러 씻은 후 흐르는 물에 헹군다.

2. 차를 우려내기 좋은 크기로 잘라 햇볕에 건조한다.

3. 수분이 80% 정도 남았을 때 고온에서 살청한다.

4. 식혔다 덖었다를 3~4회 반복한다.

5. 햇볕에 건조한 후 방습제를 넣은 유리병에 보관한다.

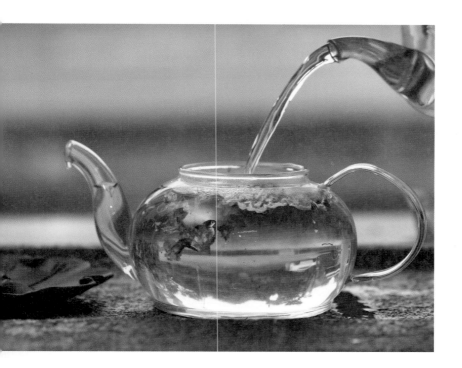

아카시아꽃차

특징

아카시아는 콩과의 쌍떡잎식물로 원산지는 오스트레일리아를 중심으로 한 열대 지역과 온대 지역이다. 종류가 다양해 꽃아카시아, 와틀나무, 상사수, 아선약수 등이 있다. 5~6월에 흰색과 황색 꽃이 피는데 꽃잎 5개, 수술 10개, 암술 1개다. 열매는 원통형으로 된 것과 편평한 것이 있다. 나뭇잎은 잎자루 양쪽에 여러 개의 작은 잎이 새의 깃 모양으로 붙어 있는 깃꼴겹잎이며, 턱잎은 가시 모양이다.

효능

아카시아꽃은 글루타민산glutamic acid 등 수많은 아미노산과 타닌, 플라보노이드, 리신lysine, 카나린canaline 등의 성분과 꿀을 다량 함유해 맛이 좋고 입 안을 청량하게 한다. 아카시아꽃에는 비타민C가 많을 뿐 아니라 아카세틴acacetin이라는 성분이 풍부하므로 염증성 여드름, 화장독, 자외선으로 인한 피부 손상에 도움이 된다.

한방에서는 아카시아꽃이 대장 출혈과 각혈 등에 좋다고 보며, 아카시아에서 추출한 아선약阿仙藥을 만성 설사와 이질에 처방한다. 아카시아꽃차는 특히 기관지에 좋은 차로 알려져 있다.

(tip)

아카시아꽃을 꿀에 재워 3주 정도 발효시킨 후 따뜻한 물에 타서 마시면 기관지에 좋고 기침을 멎게 한다. 발효액을 만들 때는 설탕보다 꿀을 사용하는 것이 좋고, 충분히 발효된 액을 마셔야 혈관에 이롭다.

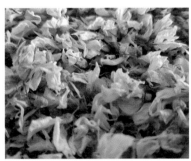

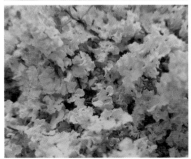

만드는 법 _

1. 줄기에서 꽃을 훑어내 흐르는 물에 깨끗이 씻는다.
2. 소쿠리에 건져 물기를 털어준다.
3. 따뜻한 방 안에 면보를 깔고 1차로 건조한 후 건조기에서 저온으로 2차 건조한다.
4. 방습제를 넣은 유리병에 담아 3일 정도 숙성시킨다.

마시는 법 _

귤피차나 사과차, 녹차, 홍차 등과 블렌딩해서 마시면 색다른 풍미를 느낄 수 있다.

우엉차

가을

특징

우엉은 국화과의 두해살이 쌍떡잎식물이다. 원산지가 유럽인 귀화식물로 알려져 있으며, 생존력이 강해서 추위를 잘 견딘다. 7~8월에 검은색과 자주색 꽃이 피며, 높이 50~150cm 정도다. 9월에는 작고 단단한 열매가 익는다. 뿌리는 30~60cm 정도며 뿌리 끝에서 줄기가 나오는데 뿌리가 짧은 사천, 뿌리가 길고 굵은 농야천이 있다.

효능

씹으면 아삭아삭 식감이 좋은 우엉은 당분과 지질의 흡수를 제한하는 팔미트산 palmitic acid이라는 성분을 함유해 당뇨와 비만을 예방하는 효과가

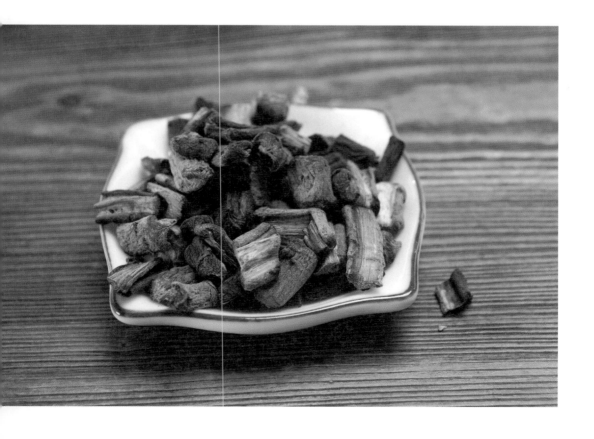

뛰어나다. 특히 우엉에 풍부한 이눌린 성분은 천연 인슐린이라 불릴 정도로 혈당을 낮추는 역할을 한다. 이 이눌린은 이뇨 작용을 원활하게 해 부종을 완화하고 신장 기능을 강화한다.

우엉을 자르면 끈적거리는 하얀 점액이 나오는데 이것이 리그닌lignin이라는 식이섬유다. 우엉에 풍부한 이 섬유질 성분이 장운동을 촉진해 변비 증상을 개선하고 혈중 콜레스테롤을 낮춰준다. 또한 우엉은 칼로리에 비해 포만감이 높아 다이어트 식품으로 알맞다. 철분과 칼슘도 풍부해 성장기 아이들과 노인, 여성에게 특히 좋다.

tip
우엉을 고를 때 수분이 적당하고 바람이 들지 않은 것. 껍질에 흠이 없고 수염뿌리나 혹이 없는 것이 좋다.

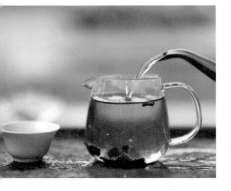

만드는 법 _

1. 깨끗이 씻은 우엉을 차를 우리기 좋은 크기로 자른다.
2. 건조기나 햇볕에 건조한다.
3. 우엉의 수분이 80% 정도 남았을 때 솥에서 덖는다.
4. 여러 번 식혔다 덖었다를 반복한다.
5. 오전 10시~오후 2시 햇볕에 건조한다.
6. 벌레가 생기기 쉬우므로 방습제를 넣은 유리병에 담아 그늘에 보관한다.

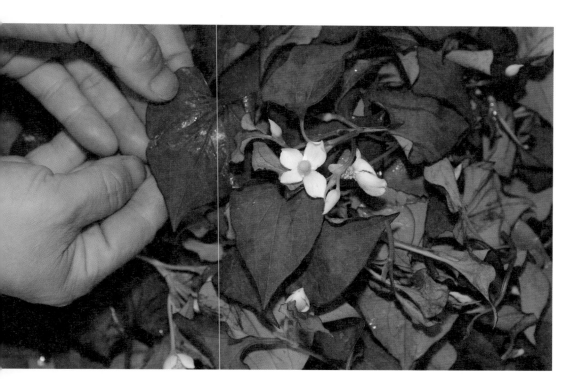

특징

어성초는 삼백초과의 다년생 초본식물이다. 우리나라 중남부 지방과 제주도, 울릉도 등의 섬에서 잡초처럼 자라며 높이 20~50cm 정도다. 넓은 달걀형 잎이 서로 어긋난 모양으로 자란다. 잎자루는 길이 2~4cm이고 밑부분에 타원형 턱잎이 붙어 있다. 5~6월에 연노란색 꽃이 피는데 꽃잎과 꽃받침은 없다. 8~9월에 둥근 열매가 맺히고 익어서 3개로 갈라지면 연한 갈색 씨가 나온다. 땅속줄기인 뿌리 부위에 약효가 있다.

풀에서 생선 냄새가 난다고 해서 이름에 고기 '어魚' 자가 붙었다. 원폭 피해를 입었던 일본 히로시마에서도 자라난 생명력이 강한 풀이다.

여름

어성초차

효능

한방에서는 폐암에 좋다고 해서 폐형초肺形草라고도 부른다. 여드름과 고혈압 치료에 좋으며 이질, 요도염, 방광염, 습진, 폐렴 등에 효과가 있다. 신장의 원기를 보강하며, 간에도 매우 좋은 식물이다. 특히 아연과 구리 성분을 함유해 탈모를 방지하고 머리카락을 재생시킨다.

당나라 황제 측천무후가 피부 관리에 어성초를 사용했다는 기록이 남아 있다. 예부터 어성초로 약술을 만들어 마시기도 했다. 최근에는 비누, 스킨, 로션으로 만들어 아토피 피부를 치료하는 데 널리 사용한다.

만드는 법 _

1. 어성초 잎을 따서 잘게 자른다.

2. 특유의 비린내가 나기 때문에 햇볕에 건조한 뒤 냄새가 충분히 가실 때까지 그늘에 놓아둔다.

3. 수분이 약간 남은 상태에서 살청 ▷ 유념 ▷ 훼궤를 한 후 솥에서 덖어 건조까지 마무리한다.

4. 햇볕에 건조한 후 방습제를 넣은 유리병에 보관한다.

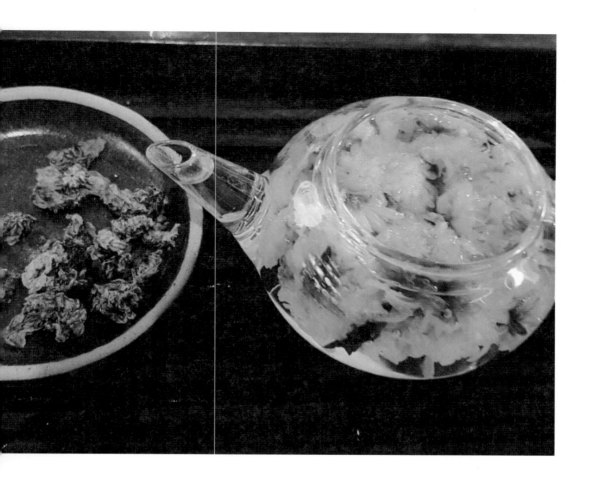

들국화차

특징

들국화는 초롱꽃목에 속하는 여러해살이 쌍떡잎식물이다. 구화라고도 부르며, 키가 크고 가지가 많이 달린 들국화를 가지금불초라고 한다. 주로 습한 곳에서 자라고 높이 30~60cm 정도다. 긴 타원형 잎이 어긋나게 피며 잎자루는 없다. 9~10월에 황색 꽃이 핀다. 꽃은 차로 만들며, 어린 잎은 나물로 먹기도 한다.

효능

꽃을 말리면 선복화旋覆花라는 생약이 되는데 이는 진해, 거담, 건위, 진토鎭吐, 진정 등의 효과가 있는 것으로 알려져 있다. 전초와 뿌리는 약용으로 사용하며 금불초 또는 금불초근이라고도 부른다. 항균 작용을 하며, 결핵을 억제하고 혈압을 낮춘다. 차로 만들어 마시면 여성들의 수족냉증, 아이들과 어른들의 감기 예방에 좋다.

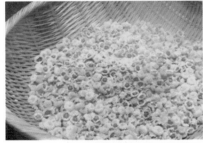

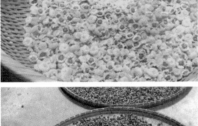

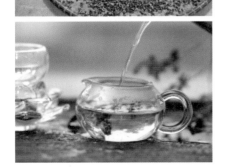

들국화를 그늘에서 말린 뒤 다시팩에 넣으면 훌륭한 방향제가 된다. 국화 줄기를 쪄서 건조한 뒤 잘게 잘라서 다시팩에 넣어도 좋다. 이 다시팩을 따뜻한 물에 우려서 세안을 하면 여드름 치료에 도움이 된다.

만드는 법 _

1. 찜솥에 소금과 감초를 넣고 꽃을 올린 후 뚜껑을 닫고 1분가량 김을 쐬어준다.
2. 따뜻한 방 안에 한지를 깔고 꽃을 건조하거나 바로 건조기에 넣어서 건조시켜도 된다.
3. 방습제를 넣은 유리병에 담아 7일 정도 숙성시킨다.

연꽃차

여름

특징

연꽃은 연꽃과의 쌍떡잎식물로 여러해살이 수초水草이며, 원산지는 아시아 남부와 오스트레일리아 북부다. 진흙 속에서도 자라는 청정하고 고귀한 식물로서 불교를 상징하는 꽃으로 불린다.

7~8월에 홍색과 백색 꽃이 피는데 아침에 피어났다가 저녁이면 다시 오므라든다. 줄기에는 가시가 있고 열매는 견과다. 잎은 양쪽이 서로 어긋난 모양으로 피며, 수면에서 30cm 이상까지 잎자루가 자란다. 절에서 관상용으로 키우는 연꽃은 주로 연한 홍색을 띤다.

연꽃의 씨앗은 수명이 매우 길어서 2,000년 묵은 씨앗에서 발아한 예가 있을 정도다.

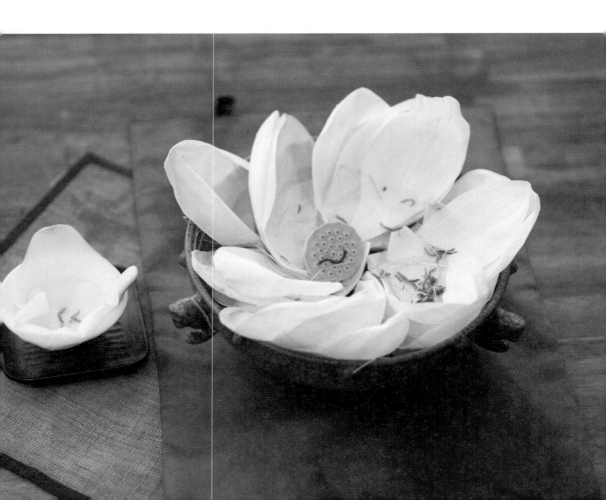

효능

연꽃은 피를 맑게 해주고 심장, 폐, 신장을 보호한다. 연꽃차를 수시로 마시면
입냄새와 니코틴 제거에 효과적이다. 또한 갈증 해소, 숙취 해소, 이뇨 작용,
부종 완화, 해독 등의 역할을 한다. 아토피나 여드름 피부를 개선하는 효과도
있고 감기에도 좋다.

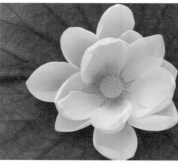

(tip)

차로 만들 때는 꽃이 활짝 피기
전의 백련을 이용한다. 녹차와
함께 연꽃녹차를 만들면 맛과
향이 아주 그윽하다.

만드는 법 _

1. 연꽃의 꽃술을 떼어낸다.
2. 녹차를 흰 면주머니에 담아 연꽃 중심에 놓고 잎을 오므
   린 다음 하룻밤을 재워 녹차에 연꽃 향이 배어들게 한다.
3. 꽃잎을 한 장씩 떼어낸 후 따뜻한 방바닥에 한지를 깔고
   건조한다.
4. 약한 불에서 한 번씩 뒤집기만 해주며 잠재우기를 한다.
5. 방습제를 넣은 유리병에 담아 5일 정도 숙성시킨다.

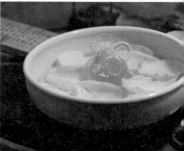

마시는 법 _

연잎차는 녹차와 블렌딩해서 마시면 맛과 향이 잘 어우러
진다. 연잎차와 연꽃차를 각자 우려서 블렌딩하면 꽃차와
잎차의 향기를 온전히 느낄 수 있다.

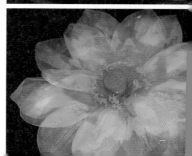

박하차(민트차)

여름 가을

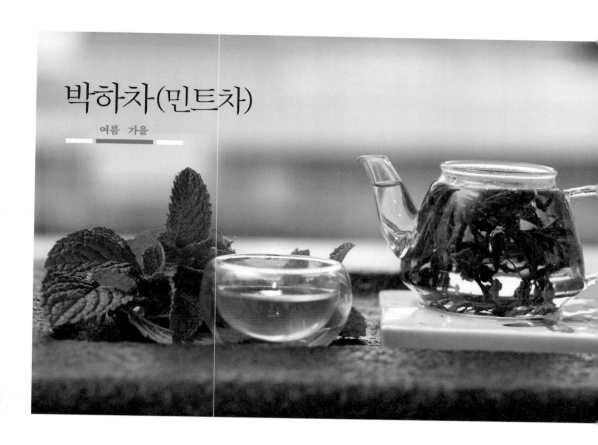

특징

박하는 아시아 동부 온대지방에서 자라는 꿀풀과의 여러해살이식물이다. 씨를 뿌린 뒤 발아해서 최소 2년 이상 생육을 유지하는 숙근초다. 잎과 줄기에서 강한 향이 나는 허브로, 생명력이 강해서 아무 곳에서나 잘 자란다.

주로 7월 초에 꽃이 피며, 꽃이 지는 가을에 씨가 맺힌다. 씨를 받기가 쉽지 않아서 줄기를 잘라 꺾꽂이를 하는데 봄에 성장을 시작해 겨울에도 잘 견딘다. 요즘은 아파트 베란다에서 손쉽게 기르기도 한다. 줄기와 잎 모두 약재로 사용하며, 봄가을에 돋아나는 새싹이나 새순을 차로 만들어 마시면 매우 좋다.

효능

박하에 함유된 휘발성 물질인 멘톨menthol은 코 점막을 시원하게 하고, 호흡기와 기관지 질환, 비염 치료에 효과적이다. 멘톨 성분은 목이 답답하거나 입 안이 텁텁할 때 특히 좋으며, 입냄새를 없애준다. 위장 기능을 개선해 과식 후 소화를 촉진하고 속쓰림을 방지한다.

또한 리모넨limonene 성분은 심신을 안정시키고 머리를 맑게 하며, 스트레스와 긴장을 해소한다. 미세먼지로부터 기관지를 보호하고, 살균과 방충에 도움이 되며, 방향제로 쓰기도 한다. 박하차를 우려내 따뜻한 김을 쐬면 비염, 인후염, 갑상선, 아토피 질환 등에 효과를 볼 수 있다.

박하차는 유즙 분비를 더디게 하므로 출산 후 수유 중에는 마시지 않는 것이 좋다. 또 땀을 많이 흘리거나 역류성 식도염을 앓는 사람은 가슴 압박, 흉통, 심박수 증가 등의 부작용이 따를 수 있다.

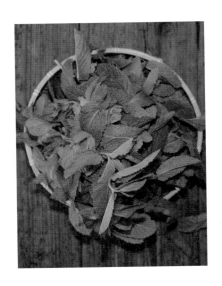

tip

박하차 찌꺼기를 버리지 말고 한 번 더 우려서 족욕을 하면 무좀 치료에 좋고 긴장된 근육을 이완시켜준다. 시원한 찻물을 거즈에 적셔 통증 부위에 올려놓으면 통증 완화에 도움이 된다.

만드는 법 _

1. 박하 잎을 고온에서 재빨리 살청해 산화효소의 활성을 막는다.
2. 다른 찻잎에 비해 수분이 많으므로 속까지 골고루 살청한 후 열을 식히며 약하게 유념을 시작한다.
3. 뭉쳐 있는 잎을 손으로 털어 훼궤를 한 후 다시 솥에서 유념한다. 두 번째 유념부터는 잎을 털어 수분을 날리면서 덖는다.
4. 덖음과 유념을 2~3회 반복한 뒤 약한 불로 완전히 건조한다.
5. 햇볕을 쬐어준 뒤 유리병에 담아 5일 정도 숙성시킨다.

마시는 법 _

찻잔에 끓는 물을 붓고 약간 식힌 뒤에 박하잎 5~6장을 띄우면 향기 좋은 허브티가 된다. 박하차에 레몬이나 청귤을 띄워 마셔도 좋다.

스트레스를 해소해주는 약차

○ 팔차 ○ 수박차 ○ 야관문차 ○ 생강나무꽃차 ○ 소금차

○ 산죽차 ○ 하수오차 ○ 늙은호박차 ○ 개나리꽃차

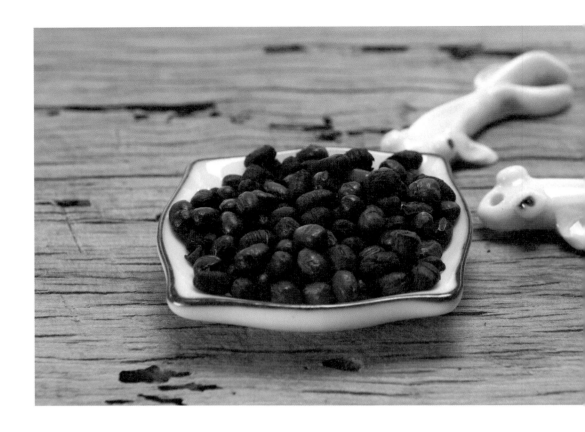

팥
차

가을 · 겨울

특징

팥은 콩과의 한해살이 쌍떡잎식물이다. 원산지는 중국이지만 예부터 동 북아시아에서 재배한 작물로 알려져 있는데 우리나라에 언제 들어왔는지 는 알 수 없다. 다른 이름으로 소두小豆 또는 적소두赤小豆라고도 부른다. 팥은 키가 50~90cm로 자라고, 자주색 줄기는 가늘고 길다. 양쪽이 서 로 어긋난 모양으로 겹잎이 핀다. 품종에 따라 여름과 가을로 수확 시기가 다르다. 팥의 색깔에 따라 붉은팥, 검정팥, 푸른팥, 얼룩팥 등으로 나뉜다.

효능

팥의 주성분은 단백질과 탄수화물이며, 안토시아닌anthocyanin이라는 색소를 함유한다. 보통 끓는 물에 담그면 검은색, 공기와 접촉하면 붉은색을 띤다. 팥은 혈액순환을 원활하게 하고 콜레스테롤 수치를 낮춘다. 또한 철분이 많아서 빈혈에 좋다. 팥이 함유한 칼륨은 체내 독소가 소변으로 빠져나가도록 이뇨 작용을 돕는다. 기미나 주근깨 개선 등 피부 미용에 좋고, 다이어트에도 효과적이다.

(tip)

팥을 살짝 삶아서 건조한 다음 면주머니에 넣으면 찜질팩이 된다. 이것을 전자레인지에 뜨겁게 데워 아랫배에 올리면 생리통 완화에 좋고, 뒷목에 대면 혈액순환에 도움이 된다.

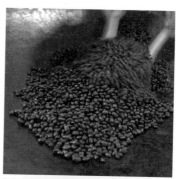

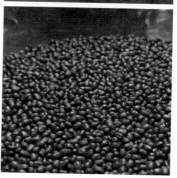

만드는 법 _

1. 팥을 씻어서 햇볕에 건조한다.

2. 팥 대비 물을 3분의 1 정도 붓고 센 불에서 나무주걱으로 덖는다. 이때 팥이 삶기지 않도록 주의한다.

3. 팥에 수분이 스며들면 약한 불에서 건조될 때까지 계속 덖는다.

4. 한낮의 햇볕에 건조한다.

5. 방습제를 넣은 유리병에 담아 7일간 숙성시킨다.

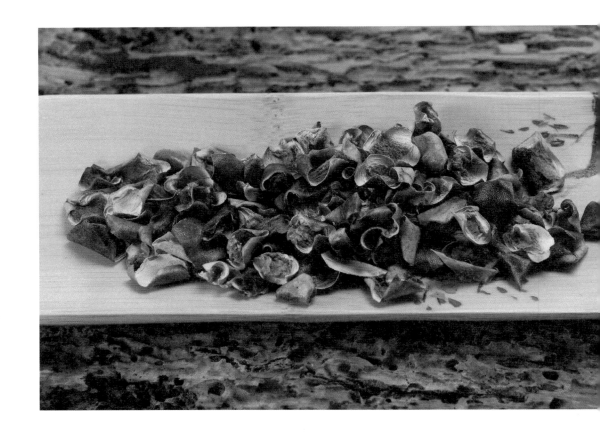

수박차

여름

특징

수박은 암수한그루이며, 박과의 한해살이 쌍떡잎식물이다. 서과西瓜, 수과水瓜, 한과寒瓜, 시과時瓜라고도 부른다. 원산지는 아프리카이며 고대 이집트 왕국부터 재배한 것으로 전한다. 조선시대 《연산군일기》에 수박을 재배한 기록이 있는 것으로 보아 우리나라에는 그 이전에 들어온 것으로 보인다.

수박의 속살은 붉고 달며 성질이 매우 차다. 5~6월에 연한 노란색 꽃이 피고, 열매는 5~10kg까지 자란다. 긴 타원형 잎에 잎자루가 있으며, 씨앗은 검정색 또는 갈색으로 달걀 모양이다.

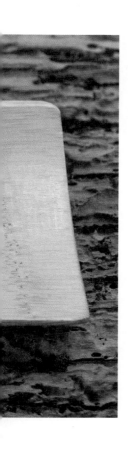

만드는 법 _

1. 수박 껍질을 작은 깍두기 모양으로 자른다.

2. 건조기에 바로 넣어 고온에서 건조를 마친 다음 햇볕에서 한 번 더 건
   조한다.

3. 수분이 80%가량 남았을 때 고온에서 덖는다. 이때 타지 않도록 주의
   하고, 식혔다 덖었다를 반복하면서 온도 차이를 통해 차 맛을 변화시
   킨다.

4. 햇볕에 건조한 다음 방습제를 넣은 유리병에 담아 5일 정도 숙성시킨다.

마시는 법 _

수박을 과일로 먹을 때는 단맛이 강하지만 껍질을 차로 만들면 짠맛이
강하다. 계피차와 블렌딩하면 수박의 차가운 기운이 중화되며, 수박의
풍미와 계피의 맛을 즐길 수 있다.

효능

수박은 수분 함량이 높아 배뇨통, 방광염, 신장염,
고혈압, 당뇨에 좋다. 혈압을 낮추고, 더위를 가라
앉히며, 갈증을 없애준다. 수박 껍질을 햇볕에 건조
해 약차를 만들어 먹으면 심장과 위장, 경락의 순
환을 돕는다. 급성 방광염, 위염 등에도 효과가 있
으며, 소염·이뇨·생진 작용도 한다.

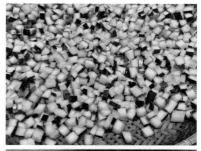

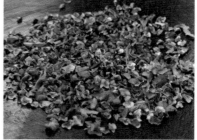

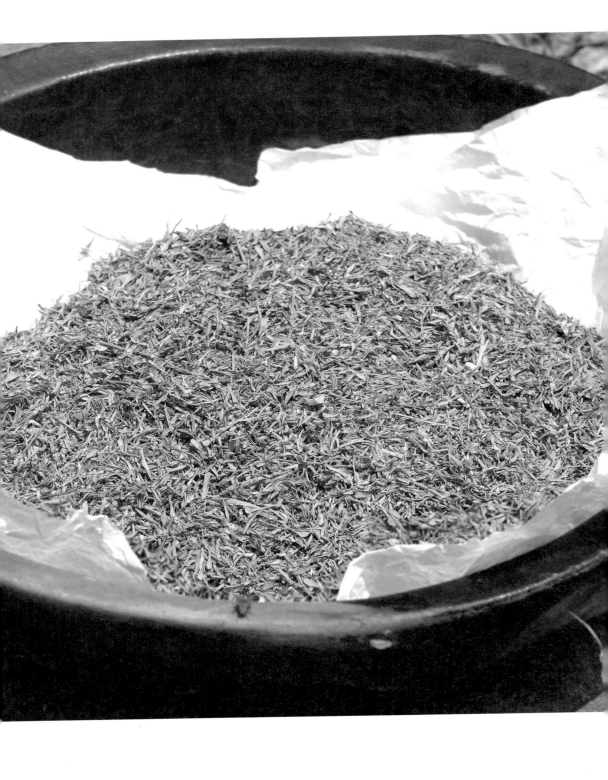

야관문차

___여름 가을___

특징

야관문은 콩과의 다년생 쌍떡잎식물로 우리말로는 비수리라고도 부른다. 다른 이름으로 노우근, 호지자, 산채자라고도 한다.

높이는 50~100cm 정도며, 잔가지가 많다. 가늘지만 곧은 줄기가 잎겨드랑이에 우산살 모양으로 달린다. 8~9월에 양쪽이 서로 어긋난 모양으로 흰색 꽃이 피고, 10월에 암갈색 열매가 익는다. 주로 햇볕이 잘 드는 산기슭에 자란다.

효능

예부터 민간요법으로 야관문 술을 담가 마셨다. 꽃이 활짝 피었을 때 채취해서 잘게 잘라 술을 붓고 6개월 이상 숙성시킨 후 마시면 남성의 성 기능을 강화해 발기부전을 개선하고, 여성 질환에도 효험이 있다. 천연 비아그라라고 불릴 정도로 남성의 스태미나 증진에 탁월하며 《동의보감》에서는 '대력왕大力王'이라고 부르기도 한다.

신장과 방광을 보호하고, 만성 기관지염을 호전시키며, 기침·천식·가래를 삭이고, 폐 기능을 강화한다. 특히 항암 성분이 면역력을 높이고 어혈을 제거하므로 신장이 약한 노인에게 좋다.

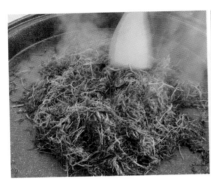
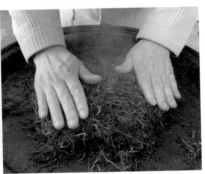

만드는 법 _

1. 잎과 줄기를 분리해 흐르는 물에 씻은 후 물기를 제거한다.

2. 잎은 살청 ▷ 유념 ▷ 덖음 ▷ 건조 순으로 법제한다.

3. 줄기는 1cm 길이로 자른 후 센 불에 나무주걱으로 꾹꾹 눌러주며 덖는다.

4. 약한 불에 건조될 때까지 덖은 후 햇볕을 쬐어준다.

5. 방습제를 넣은 유리병에 담아 3일 정도 숙성시킨다.

마시는 법 _

차를 우릴 때 거름망을 이용하면 부스러기가 나오지 않아 고유의 빛깔을 즐길 수 있다. 야관문차를 저녁 식후 50분 뒤에 마시면 염증성 질환을 개선하는 데 도움이 된다.

생강나무꽃차

봄

특징

열은 생강 냄새가 나는 생강나무는 다른 나무보다 꽃이 빨리 피는 편이어서 산사에서는 가장 먼저 봄 향기와 봄빛을 전한다.

생강나무는 높이 3~6m로 자라고, 나무껍질은 회색을 띤 갈색으로 표면이 매끄럽다. 3월에 암꽃과 수꽃이 각기 다른 나무에 피어날 무렵, 연녹색을 띤 햇가지에 점차 붉은빛이 돌며 잔털이 났다가 사라진다. 잎눈은 가운데가 조금 불룩한 원뿔 모양이며, 꽃눈은 둥글다.

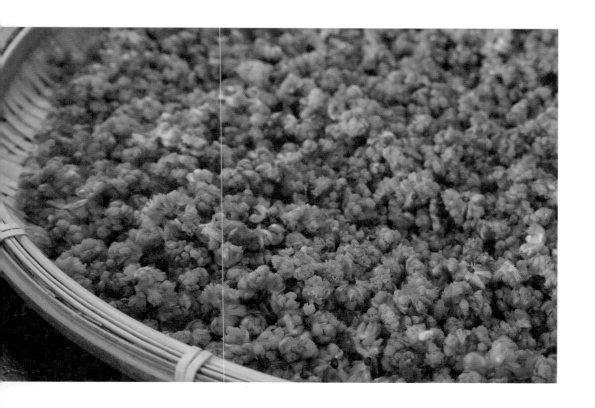

효능

예부터 아이를 낳으면 산후조리용으로 생강나무를 다려 마시게 했다. 은은한 향
기가 매력적인 생강나무꽃차는 혈액순환을 돕고, 항산화 및 항균 작용을 하며,
몸을 따뜻하게 한다.

생강나무꽃차의 뛰어난 효과를 보여주는 예가 있다. 유방암에 걸린 환자가 내가
법제한 생강나무꽃차를 꾸준히 마신 후 유방의 고름이 멈추고 암의 진전이 멈춘
것이다. 이렇듯 생강나무꽃차는 뛰어난 항암 작용을 보여주는 차다.

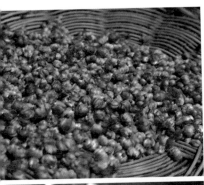

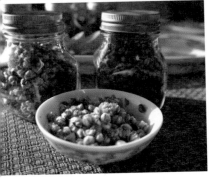

만드는 법 _

1. 생강나무꽃을 따서 꽃봉오리 표면에 있는 꽃방을 제거한다.
2. 물에 담그면 효능이 사라지므로 찜솥을 이용해 잠깐 동안 뜨
   거운 김을 쐬어준다.
3. 따뜻한 방 안에 한지를 깔고 꽃을 건조한다.
4. 햇볕을 쐬어준 후 유리병에 담아 3일 정도 숙성시킨다.

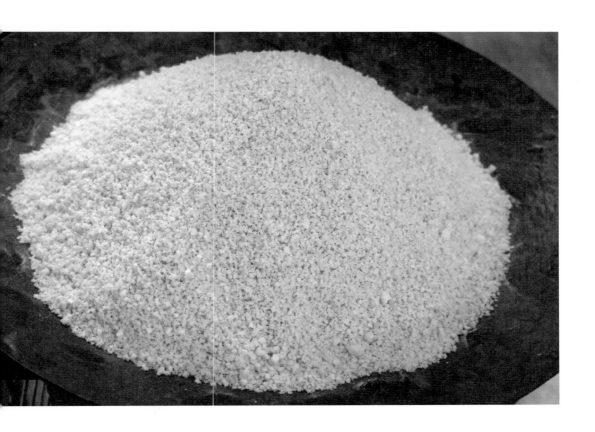

소금차

사계절

특징

소금은 식염이라고도 부르며 화학명은 염화나트륨이다. 천연으로는 암염이 있고, 바닷물을 원료로 만드는 천일제염이 있다. 소금은 나트륨과 염소의 화합물로, 동물의 체내 삼투압 유지라는 필수적 역할을 한다. 하지만 나트륨을 과잉 섭취하면 고혈압의 원인이 되므로 주의해야 한다.

효능

나트륨은 체내에서 탄산과 결합하여 중탄산염이 되고, 혈액과 체액의 알칼리성을 유지하는 구실을 한다. 염분이 결핍되면 소화액의 분비가 부족해져 단기적으로는 식욕감퇴를, 장기적으로는 전신무력증, 권태, 피로, 불안 등을 유발한다. 또 땀을 많이 흘려 나트륨이 부족해지면 현기증, 의식 혼탁, 무기력 등 육체적으로나 정신적으로도 뚜렷한 기능 상실이 일어난다.

소금의 필요량은 노동의 종류, 기후 등에 따라 다르지만, 보통 성인 기준 하루 12~13g이다. 요즘은 소금 섭취를 너무 제한하는 바람에 염분 부족으로 인한 병이 많다고 한다. 소금의 미네랄 성분은 우리 몸의 영양소들을 결합하는 중요한 역할을 한다.

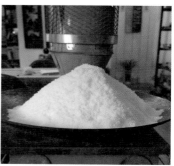

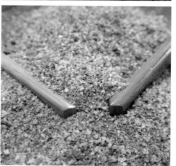

tip
짠맛이 싫으면 입맛에 맞는 차를 우려내어 소금을 덖을 때 넣으면 색다른 맛의 소금차를 즐길 수 있다.

만드는 법 _

1. 간수를 뺀 소금을 바람이 통하는 반그늘에 건조한다. 건조기를 이용해 간수를 증발시키는 방법도 있다.
2. 센 불에 소금을 덖는다. 나트륨의 독소가 눈에 해로우니 뜨거운 김을 직접 쐬지 않도록 주의한다.
3. 소금의 결정이 살아날 때까지 덖는다.
4. 방습제를 넣은 유리병에 담아 보관한다.

마시는 법 _

소금차는 아침저녁으로 공복에 마시면 좋다. 다른 차를 마신 뒤에 마지막으로 소금차를 마시면 먼저 마신 차들이 몸에 잘 흡수된다. 잔을 2개 이용해 이쪽저쪽 옮겨가며 충분히 녹여 마시면 짜지 않고 입안이 상쾌해지면서 속이 편안해진다.

산죽차

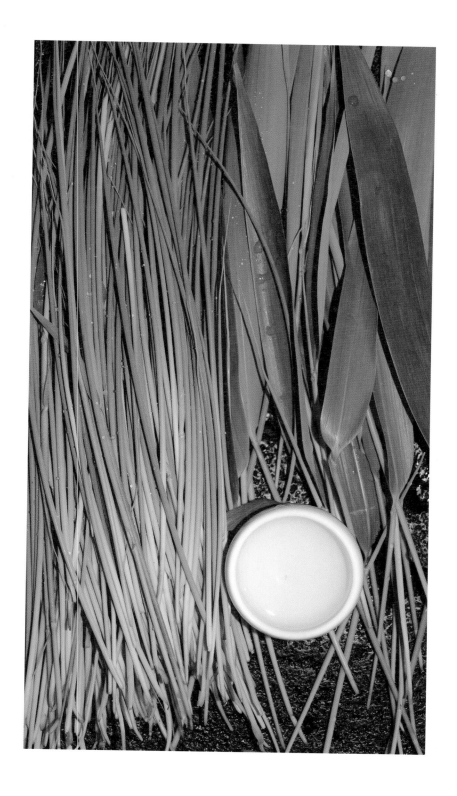

여름

특징

산죽은 조릿대라고도 하며 볏과에 속하는 여러해살이식물이다. 다른 이름으로 담죽엽, 지죽, 임하죽, 토맥동이라 부르기도 한다. 우리나라 산과 들에서 봄부터 겨울까지 쉽게 만날 수 있는 식물로 예부터 지기地氣가 맑은 곳에서 자란다고 알려져 있다.

높이 1m 안팎으로 자라고, 잔가지 끝에 벼이삭처럼 생긴 꽃이 달리며, 꽃잎은 없다. 마디 사이사이를 잔털과 흰 가루가 덮고 있다가 4년쯤 자라 꽃을 둘러싼 포엽이 벗겨진 후에 없어진다. 보랏빛이 도는 포엽에서 꽃이 핀 후에 노란 수술 6개가 나와서 아래로 늘어진다.

효능

조릿대에 대한 연구는 아직 활발하지 않지만 예부터 가까이 두고 잘라서 건조한 후 물에 우려내어 마시던 민간 약재다.

산죽차는 조단백, 조지방, 아미노산, 페놀, 플라보노이드 등의 영양 성분을 함유해 해열 및 이뇨 작용을 하고 갈증을 멈추게 한다. 특히 가슴이 답답하고 열이 많을 때, 소변이 잘 나오지 않거나 색깔이 붉을 때, 구내염이 생기거나 입 안이 마를 때 산죽차를 마시면 도움이 된다.

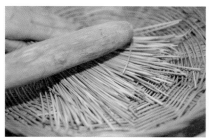
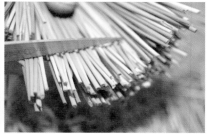

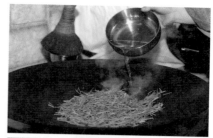

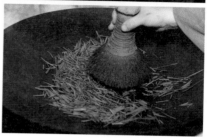

만드는 법 _

1. 산죽을 깨끗이 씻어 물기를 제거한 후 줄기 부분을 방망이로 가볍게 두드려 1차로 상처 내기를 한다.

2. 잎과 줄기를 적당한 길이로 자른다.

3. 솥에 물을 조금 붓고 센 불에서 덖어 차가운 기운을 제거한다.

4. 살청과 유념을 한 후 다시 덖는다. 구수한 맛을 좋아하면 노릇노릇할 때까지 덖어준다.

5. 일주일 정도 숙성시킨 후 방습제를 넣은 유리병에 보관한다.

마시는 법 _

속열이 많은 사람은 여름철 산죽차를 우려 냉장고에 보관했다가 시원하게 마시면 좋다. 몸이 찬 사람은 뜨거운 물을 약간 식혀서 잘 우러나게 해서 마신다. 체질에 맞게 적당한 온도로 우려 마시면 산죽차의 다양한 영양 성분이 몸에 이롭게 작용한다. 맛이 강하지 않아 다른 차와 블렌딩해도 좋다.

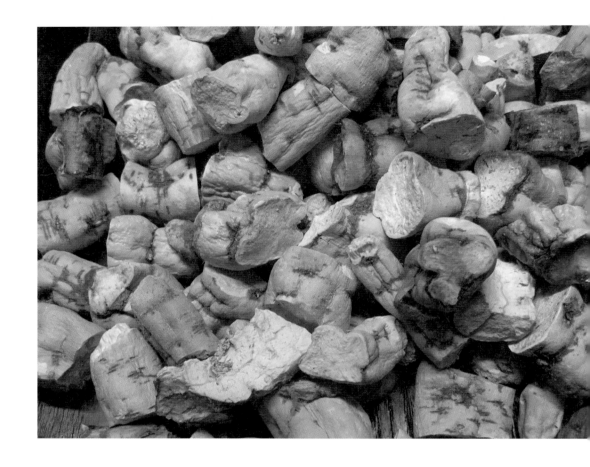

하수오차

가을

특징

하수오는 마디풀과에 속하는 여러해살이 덩굴성 식물이다. 8~9월에 흰색 꽃이 피는데 원뿔 모양 꽃차례에 작은 꽃이 많이 달린다. 잎은 양쪽이 서로 어긋난 모양으로 피고, 잎자루가 있는 난상 심장형이다. 잎은 끝이 뾰족하고 가장자리가 밋밋하며, 턱잎은 짧은 원통형이다. 꽃잎은 없으며, 꽃받침보다 짧은 수술이 8개, 암술대가 3개 있다. 씨방은 달걀 모양으로 생겼다. 우리나라에만 자생하는 특산식물로 예전에는 산비탈 근처에서 쉽게 볼 수 있었다.

효능

뿌리와 잔줄기(근경)는 안트라퀴논anthraquinone을 함유한다. 간과 신장을 보하고, 신장의 원기를 북돋아준다. 빈혈, 폐 질환, 무릎과 허리 통증, 자궁출혈, 불면증, 땀 과다증, 치질에도 효과를 보인다. 머리카락을 검게 하고, 대상포진에도 매우 좋은 약재다. 잎을 찧어 피부에 직접 도포하면 환부나 종양 등이 빠르게 치유되는 것을 확인할 수 있다.

옛날에 하수오 목침을 베고 잔 노인이 깨끗한 피부로 장수했다는 전설이 전해질 정도로 대표적인 장수 식품이다.

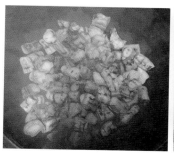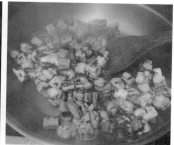

만드는 법 _

1. 하수오 뿌리를 잘게 잘라 햇볕에 건조한다.
2. 수분이 약간 남아 있을 때 물을 조금 붓고 센 불에서 덖는다.
3. 어느 정도 덖어지면 불을 약하게 해서 수분을 날린다.
4. 햇볕에 건조한 후 방습제를 넣은 유리병에 보관한다.

늙은호박차

가을 겨울

특징

호박은 박과의 한해살이 덩굴성 식물이다. 대체로 열매가 크지만 품종에 따라 크기와 형태, 색깔이 다르다. 익을수록 녹색에서 황색으로 변한다. 잎은 양쪽이 서로 어긋난 모양으로 나며 잎자루가 길다. 6월부터 날이 추워질 때까지 계속해서 꽃이 피고 진다.

대개 순수 토종으로 알고 있는데 원산지는 남아메리카와 열대 지역이다. 우리나라에는 통일신라 때 동양계 호박이 들어왔으며, 이후 오이 대용으로 야생호박이 도입되었다.

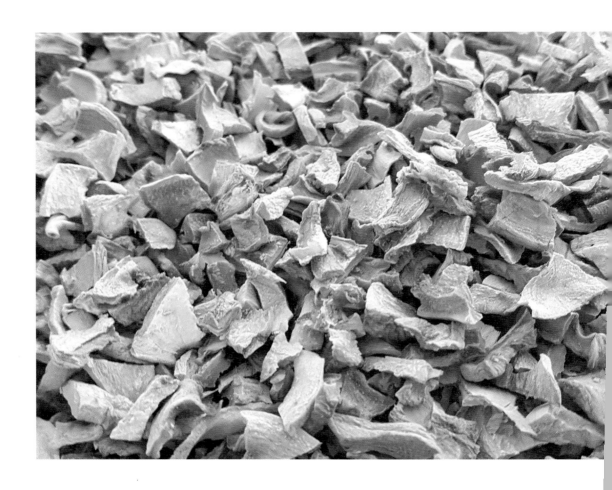

효능

호박은 다량의 비타민A를 비롯해 비타민B와 비타민C를 함유해 박과 식물 중에서 가장 영양가가 높다. 구충 작용을 하고 산후 부종, 백일해, 치질을 개선하며 혈압을 낮춘다. 위장병, 당뇨병, 비만에 좋은 식품이기도 하다.

호박씨와 호박 속살을 달여 마시면 숙취 해소와 불면증 치료를 돕고, 목감기와 인후염에 효과가 있다. 특히 모유가 부족한 산모가 독성이 없는 씨를 달여 마시면 도움이 된다. 머리를 맑게 하는 레시틴과 필수아미노산이 많이 들어 있으므로 아이들에게도 좋은 차다.

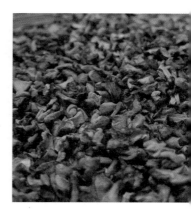

tip 호박씨 다식

호박씨를 다식으로 곁들이면 겨울철 영양 보충에 도움이 된다. 다식으로 만들 때는 호박씨를 뜨거운 불에 살짝 볶아서 쓴다. 노릇노릇한 색이 될 듯 말 듯할 때까지 볶는 것이 중요하다.

만드는 법 _

1. 늙은호박을 껍질째 조그만 깍두기 모양으로 썬다.
2. 건조기에 반나절, 햇볕에 반나절 건조한다.
3. 수분이 적당히 남아 있을 때 고온에서 덖기 시작한다. 덖는 사이사이 꿀을 약간 넣는다.
4. 충분히 덖어지면 약한 불로 건조한다. 구수한 맛을 느끼고 싶다면 노릇노릇해질 때까지 덖는다.
5. 햇볕에 건조한 후 유리병에 담아 5일 정도 숙성시킨다.

마시는 법 _

대추차와 블렌딩해서 마셔도 좋다. 꿀을 조금 넣으면 감기 예방에 좋고 아이들도 잘 마신다.

호박차를 그대로 꼭꼭 씹어 먹으면 훌륭한 다식이 된다. 밥을 지을 때 호박차를 넣으면 간편하게 호박밥을 지어 먹을 수 있다.

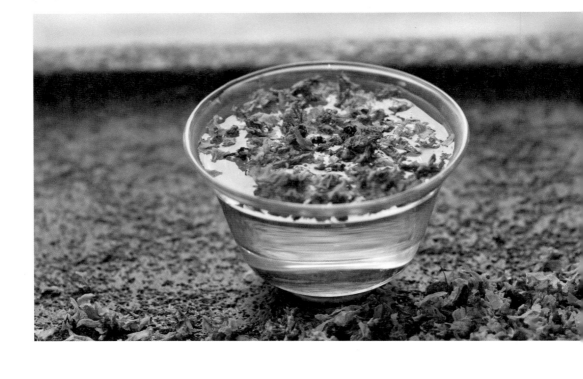

개나리꽃차

봄

특징

봄을 알리는 노란 개나리는 쌍떡잎식물로 용담목 물푸레나뭇과의 낙엽관목이다. 주로 중국을 비롯해 함경도를 제외한 우리나라 전역의 양지 바른 곳에서 자란다. 연교, 신리화, 조선금종화라고도 하며 북한에서는 개나리꽃나무라고 한다.

높이 1~2m 정도로 자라며 꽃자루가 짧고, 4월에 잎겨드랑이에서 노란색 꽃이 1~3개씩 핀다. 가지 끝은 처음에는 녹색이지만 점차 회갈색으로 변하고 껍질눈이 뚜렷하게 나타나며 아래로 휘어진다. 9월에 여러 개로 나뉜 칸 속에 많은 씨앗이 들어 있는 열매가 달린다.

개나리는 병충해와 추위에 강하며, 예부터 관상용으로 울타리 주변에 심었다. 오랜 세월 우리 민족과 함께해온 친근한 식물이다.

효능

개나리꽃차는 비타민, 아미노산, 미네랄이 풍부한 종합 영양제라고 할 수 있다. 한방에서는 잔뇨와 빈뇨를 치료하는 약재로 이용했다. 뿌리를 연교근, 줄기와 잎을 연교지엽이라고 해서 모두 한약재로 썼다. 또한 열매를 말려 한열, 발열, 화농성 질환, 신장염, 피부 질환, 아토피 질환 등에 사용했다. 열매 껍질에 항균 성분이 있어서 열매를 말려 술을 담가 먹기도 했다.

개나리꽃은 그 자체로도 예쁘지만 꽃차를 만들어도 매우 아름답다. 어찌 보면 자연의 감동을 차로 다시 한 번 안겨주는 듯하다. 꽃차를 만들 때는 모양과 색감이 손상되지 않도록 각별히 주의한다.

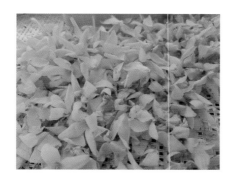

만드는 법 _

1. 활짝 핀 꽃은 꽃가루가 떨어져 알레르기를 유발하며 차를 우렸을 때 탕색이 흐리므로 30% 정도 부푼 꽃봉오리를 채취한다.
2. 수분을 어느 정도 날린 다음 따뜻한 방 안에 한지를 깔고 건조한다.
3. 유리병에 담아 눈에 잘 띄는 곳에 두고 자연의 건강한 빛깔을 틈틈이 감상한다.

마시는 법 _

유리 다관에 개나리꽃차를 넣고 뜨거운 물을 약간 식힌 다음 우려내어 마신다. 진달래차, 목련차와 블렌딩하면 독특한 맛과 향, 빛깔을 즐길 수 있다.

면역력을 길러 주는 약차

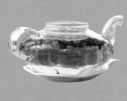

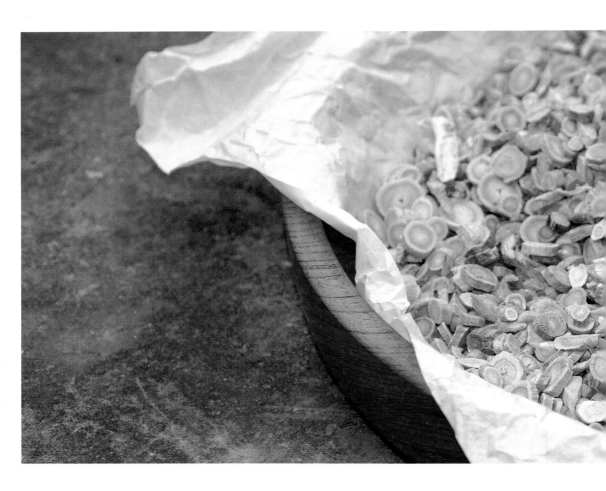

황기차

가을 겨울

특징

황기는 산지 바위틈에서 주로 자라는 콩과 다년생 초본식물로, 원산지는 중국과 몽골, 한국이다.

부리는 15~18cm 종 모양이고, 7~8월에 연한 노란색 꽃이 피며, 긴 꽃 대에 꽃이 어긋난 모양으로 여러 개 달린다. 달걀 모양 열매에서는 광택 이 난다. 털이 약간 있는 줄기는 다 자라면 1m에 이르며, 6~11쌍의 작 은 잎이 달린다. 뿌리의 황갈색 껍질을 잘라보면 유백색이고 속살은 담 황색이다. 요즘은 황기 소비가 많아서 약용작물 재배가 늘고 있다.

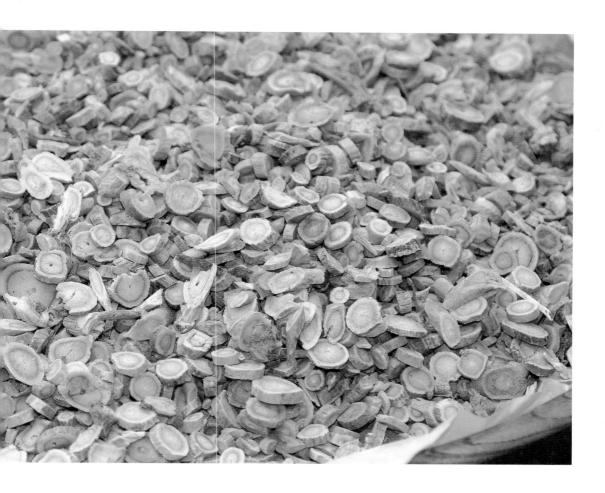

효능

황기는 폴산folic acid과 콜린 등을 함유해 신장 기능을 좋아지게 하고 이뇨
를 돕는다. 당뇨와 고콜레스테롤 혈중을 억제하고, 맥박을 안정시키며, 혈
압 조절에도 효과적이다. 특히 만성피로, 빈혈, 식욕부진, 발열, 위하수에
효험이 있고, 자궁출혈, 자궁탈출증, 자궁하수 등 자궁 질환에 효과를 보
이며, 면역력을 강화한다.

중국에서는 2,000여 년 전부터 약초로 이용했으며, 최초의 본초서인 《신
농본초경》에 등재된 식물이다. 단맛이 있어서 조선시대에는 단너삼이라

고 부르기도 했다. 민간에서는 예부터 식은땀을 흘리거나 몸이 허할 때 인삼 대용으로 닭과 함께 끓여 먹어 기력을 보했다. 뿌리와 잎을 차로 만들어 마시면 당뇨병에 매우 좋아서 실제로 당뇨병 주사에 많이 응용된다.

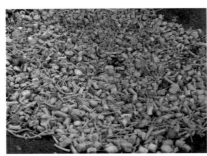 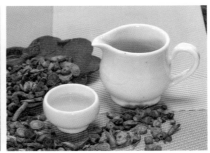

만드는 법 _

1. 차를 우려내기 좋게 조그만 깍두기 모양으로 썬다.
2. 건조기에서 건조하다가 햇볕에서 다시 3~4시간 건조한다.
3. 솥에 물과 소금을 조금 넣은 뒤 물이 끓으면 황기를 넣어 솥 뚜껑을 닫고 충분히 김을 쐬어준다.
4. 수분이 남아 있을 때 덖기 시작한다.
5. 속까지 열이 전달되도록 돌구슬 소리가 날 때까지 잘 덖는다.
6. 햇볕에 건조한 후 방습제를 넣은 유리병에 보관한다.

마시는 법 _

황기차는 대추차와 블렌딩해서 마시면 보혈제로 아주 좋다.

tip
황기를 고를 때는 표백제로 표백하지 않은 노란빛을 띠는 것을 선택한다.

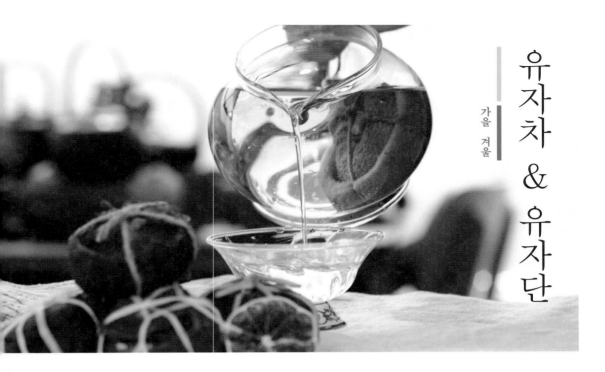

유자차 & 유자단

특징

유자는 운향과에 속하는 암수딴몸 쌍떡잎식물로 품종에 따라 청유자, 황유자, 실유자가 있다. 원산지는 중국 양쯔강 부근으로 통일신라 때 장보고가 우리나라에 들여왔다. 주로 한국과 중국, 일본의 바닷가에 자생하고 베트남에서도 재배한다. 한국산이 가장 향이 진하다고 알려졌는데 유자의 생육환경에 적합한 반도의 기후와 토양이 진한 맛과 향을 만들어내기 때문인 듯하다. 연평균 기온이 섭씨 15도 이상인 곳에서만 자라므로 전남 고흥, 완도, 장흥, 진도와 경남 거제, 남해, 통영 등에서 많이 재배한다.

유자나무는 높이 4m 정도이며, 5~6월에 흰색 꽃이 피는데 잎겨드랑이에 꽃이 1개씩만 달린다. 11~12월에 열매가 노랗게 익는데 과육에 수분이 많고 조직이 연하다. 늦가을과 초겨울에 수확하며 신맛이 강한 것이 특징이다.

효능

겨울을 알리는 전령사인 유자는 레몬보다 비타민C를 3배나 함유해 기관지 천식을 완화하고, 감기를 예방하며, 피부 미용과 피로회복에 좋다. 유자의 리모넨 성분은 목의 염증과 기침, 가래를 가라앉힌다. 또한 주독을 풀어주며 식욕과 소화 기능을 증진한다.

당질과 단백질, 비타민B를 다른 과일보다 많이 함유하며, 모세혈관을 보호하는 헤스페리딘hesperidin 성분은 원활한 혈액순환을 도와 뇌혈관 질환, 중풍, 관절염, 신경통, 골다공증을 예방한다. 칼슘 함량이 높아서 성장기 어린이의 골격 형성에 좋다. 그 밖에도 이뇨, 해독 작용이 뛰어나 몸속 노폐물을 배출하는 효과가 있다. 이처럼 효능이 뛰어나고 맛도 좋아서 겨울 차로는 으뜸이라 할 만하다.

만드는 법 _

당분을 첨가하지 않는 유자차

1. 향이 강하고 껍질에 상처가 없는 유기농 유자를 식초나 베이킹소다를 넣은 물에 깨끗이 씻는다.
2. 껍질을 우려내기 좋은 크기로 두툼하게 잘라 햇볕에 건조한다. 채를 썰어도 좋다.
3. 수분이 어느 정도 남았을 때 센 불에서 덖는다. 너무 건조한 유자라면 물을 약간 부어서 덖어준다.
4. 식히고 덖기를 여러 번 반복하면서 수분을 완전히 날린다.
5. 햇볕에 건조한 후 유리병에 담아 7일 정도 숙성시킨다.

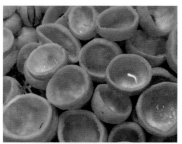

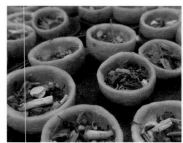
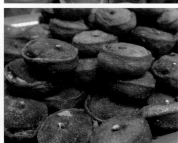

약차를 넣어서 만드는 유자단

1. 속을 파낸 유자 껍질을 3분의 2쯤에서 잘라 몸통과 뚜껑으로 분리한다.

2. 유자 속에 여러 가지 약차를 넣고 유자 뚜껑을 덮은 후 끈을 이용해 열십
   자 형태로 묶는다.

3. 찜솥에 올려 10~15분가량 찐다.

4. 건조기에서 하루나 이틀 정도 건조한다. 유자단은 건조가 관건이니 속까
   지 완전히 건조시켜야 한다.

5. 햇볕에 건조한 다음 유리병에 넣고 열흘 동안 숙성시킨다.

마시는 법 _

유자차는 생강차와 블렌딩하면 맛도 좋고 감기 예방에 효과적이다. 유자단
은 거름망이 있는 다관에 넣어 끈을 풀지 말고 그대로 뜨거운 물을 붓고 우
려내도록 한다. 꿀을 타서 마시면 피로 회복에 좋다.

감꼭지차

특징

감나무는 쌍떡잎식물로 감나무목에 속한다. 중국 중·북부, 일본, 우리나라 중·남부 지역에서 주로 재배된다. 우리나라에는 8세기경 중국에서 전래되었다고 하며, 지방종을 포함하여 800여 종이 있다. 유사종으로 돌감나무, 먹감나무, 고욤나무가 있는데 감나무와 닮았으나 열매가 아주 작다. 가을은 달달하고 식감도 좋은 감의 계절이다. 단감, 대봉, 연시, 곶감 등 가을부터 한겨울까지 먹는 방법도 다양하며, 오랫동안 저장해놓고 먹을 수 있는 과일이다. 몸에 좋은 성분을 다량 함유해 종합 비타민제라고 불리며,

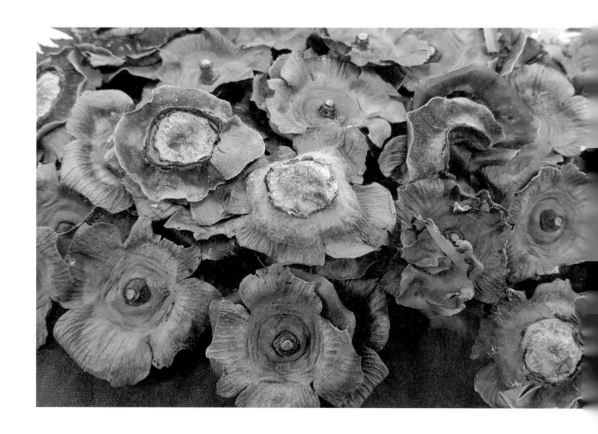

감꼭지는 예부터 한약재로 쓰였다. 그냥 버려지는 감꼭지로 차를 만들어 수시로 마시면 가정상비약으로 아주 좋다.

효능

감 1개에는 사과 9.5개 분량의 비타민이 들어 있어서 영양학적으로는 사과 10개를 먹는 것보다 감 1개를 먹는 편이 낫다. 비타민A는 빛을 감지해서 사물을 보게 해주는 로돕신rhodopsin을 만드는 영양소인데 감 1개에 성인의 비타민A 하루 권장량이 들어 있어 눈의 피로회복과 노안 예방에 매우 좋다.

감은 주성분인 당질을 비롯해 포도당과 과당 함유량이 매우 높으며, 비타민C, 타닌, 칼륨, 마그네슘 등이 풍부한 알칼리성 식품으로 최상의 건강 과일이라 불러도 손색이 없다. 게다가 흔하고 저렴해서 제철 과일로 즐기기에 좋다.

감은 심장과 폐, 기관지를 튼튼하게 하고 기침과 가래를 멎게 하며, 입이 마르는 증세를 호전시키고, 심열心熱을 치료한다. 소화관 내 출혈을 멎게 하고, 고혈압 등에도 효험이 있다. 또한 체지방 감소와 중풍 예방, 주근깨와 기미 완화 등 피부 미용에도 좋다.

특히 감꼭지는 폴리페놀, 플라보노이드, 토리텔리펜과 비타민 함량이 다른 과일에 비해 월등히 높고, 감 3~4개와 맞먹는 항산화물질을 함유한다. 감꼭지는 쓰고 떫고 성질이 따뜻하다. 《동의보감》에는 감꼭지 10개를 달여 마시면 딸꾹질 해소에 도움이 된다는 말이 나와 있다.

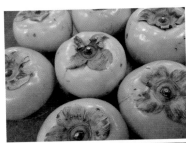

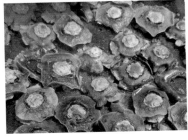

만드는 법 _

1. 감꼭지를 연한 소금물에 10분쯤 담갔다가 햇볕에 반나절 건조
   한다.

2. 솥에 물을 조금 넣고 찌듯이 수분을 날린 후 감꼭지를 덖는다.

3. 햇볕에서 한 번 더 건조해 비타민D가 충분히 만들어지게 한다.

4. 방습제를 넣은 유리병에 담아 5일 정도 숙성시킨다.

마시는 법 _

감꼭지차는 마시기 전 향부터 음미한다. 뜨거운 물에 우려낸 감꼭
지차의 깊고 은은한 향에 누구나 매료되지 않을 수 없을 것이다. 기
호에 따라 꿀을 조금 넣어도 좋다. 변비가 있는 사람은 양을 조절해
서 마시도록 한다.

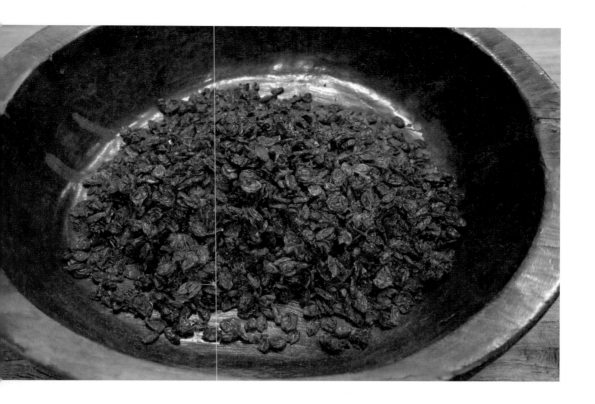

특징

산수유는 층층나뭇과의 쌍떡잎식물로 원산지는 한국과 중국이다.
우리나라에는 전남 구례 산동면과 경기 이천시 백천면 등에 많이
자생한다.

8~10월이 되면 녹색이던 열매가 붉은빛으로 변하면서 단단한 내
피 안에 긴 타원형 씨앗이 들어 있는 핵과核果로 익어간다. 열매는
단맛과 신맛이 나는데 구기자와 모양과 색깔이 비슷해서 구분이
쉽지 않지만 구기자보다 신맛이 강하다. 보통 10월에 수확하며
술이나 차를 만들어 먹거나 한방 약재로 널리 쓰인다.

산수유차

가을 겨울

효능

산수유는 비타민A와 당이 풍부하며, 코르닌cornin, 모로니사이드morroniside, 로가닌loganin, 타닌, 사포닌 등의 배당체와 포도주산, 사과산, 주석산 등의 유기산을 함유한다. 씨앗에는 팔미틴산, 올레인산oleic acid, 리놀레산inoleic acid 등이 있으며, 특히 코르닌 성분이 부교감신경을 활성화한다.

한방에서는 보혈, 두통, 이명, 기침, 생리과다 등에 효과가 있다고 보며, 식은땀을 흘리는 증세나 야뇨증 등에 민간요법으로 사용한다. 특히 간과 신장을 보호하고, 정력에 좋으며, 열량과 지방이 적어 다이어트에 효과적인 식품이다.

 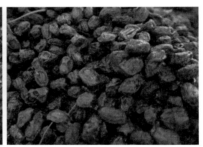

tip

산수유는 열매와 잎, 꽃을 모두 차로 만들 수 있다. 열매는 색이 붉고 벌레 먹지 않은 것으로 고른다.

만드는 법 _

1. 산수유 열매를 깨끗이 씻은 다음 햇볕에 건조한다.

2. 잎은 살청 ▷ 유념 ▷ 수분 날리기 ▷ 덖음 순서로 법제한다.

3. 열매는 적당히 건조되면 솥에서 덖는다. 덖기 전에 감초 우린 물을 넣으면 오미五味를 모두 느낄 수 있다.

4. 곰팡이가 피지 않도록 햇볕에 3~4시간 건조한다.

5. 유리병에 넣어 반드시 냉동 보관한다.

마시는 법 _

산수유차를 그대로 마시면 맛이 시큼하니 감초차와 블렌딩하거나 꿀을 넣어 마시면 좋다.

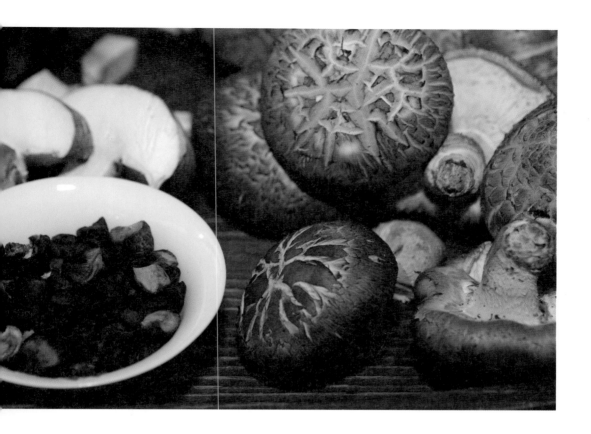

표고버섯차

여름 가을

특징

표고버섯은 버섯과의 식물로 서어나무 또는 그 주변에서 자생한다. 원산지는 아시아다. 풍부한 향미 때문에 인기가 높아 요즘은 농가에서 많이 재배하는 추세다. 갓이 완전히 피기 전에 수확한 것이 최고로 맛이 좋으며, 금방 채취한 표고버섯은 숲 속의 고기라고 부를 정도로 쫄깃한 맛이 일품이다.

효능

표고버섯에 들어 있는 에리타데닌erithadenine 성분은 혈중 콜레스테롤 수치를
낮추고, 혈관을 맑게 하며, 혈액순환을 원활하게 하는 등 혈관 질환에 뛰어난 효험
을 보인다. 또한 풍부한 식이섬유가 원활한 배변을 돕고, 단백질이 많고 지방 함량
이 낮아 다이어트에도 좋다. 면역력을 강화해주며, 뛰어난 항암 작용으로 암세포
증식을 강력하게 억제하는 식품이다.

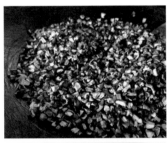

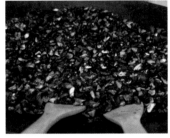

만드는 법 _

1. 갓이 많이 퍼지지 않은 신선한 표고버섯을 골라 차를 우려내
　기 좋은 크기로 자른 후 햇볕에 건조한다.
2. 수분이 어느 정도 남은 상태에서 덖음과 식힘을 반복한다.
3. 약한 불에 덖어 수분을 날린 다음 햇볕에서 다시 한 번 건조
　한다.
4. 방습제를 넣은 유리병에 담아 5일 정도 숙성시킨다.

마시는 법 _

표고버섯차는 다른 차와 블렌딩하지 않고 싱글티로만 즐기는
것이 좋다. 건조한 표고버섯은 아미노산의 일종인 구아닐산나
트륨sodium guanylate이 생성되어 향과 맛이 더욱 좋아진다.

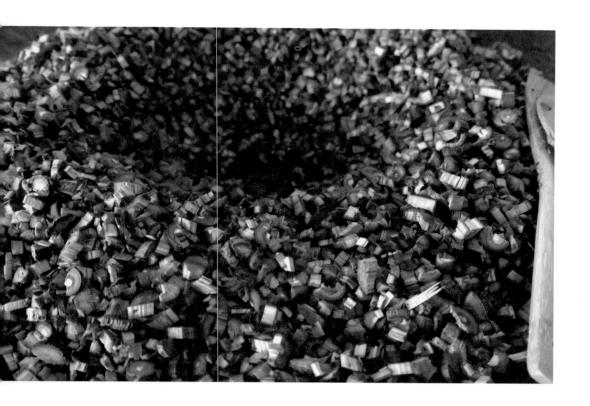

오가피차

봄 여름 가을

특징

두릅나뭇과 동속 식물의 뿌리나 줄기를 오가피라고 하는데 손가락 모양의 잎이 다섯 갈래로 자라서 붙은 이름이다. 중국에서는 세주오가의 뿌리껍질을 뜻하며, 자오가刺五加라고 하는 가시오가피와 구분된다.

8~9월에 자줏빛 꽃이 피며, 삼각형 꽃받침의 표면에 털이 있다. 어린 가지의 껍질에는 회백색 반점이 있다. 한방에서 약재로 쓰는 오가피 줄기는 어두운 회색이나 황갈색이며, 오가피 특유의 독특한 냄새가 난다.

효능

오가피는 매운맛과 쓴맛이 나는 식물로, 신장과 간을 보하고, 근력을 강화해서 골다공증을 예방한다. 특히 허약한 무릎과 허리를 튼튼히 하고 골절상, 타박상, 부종 치료에도 쓴다. 혈압을 낮추고 해독 작용을 하며, 면역력을 높여 항산화, 항피로, 항고온, 항자극, 항방사능 작용을 하고 내분비 기능을 조절한다.

"한 줌 오가피는 인삼과도 바꾸지 않는다"는 말이 있을 정도로 효험이 뛰어나 러시아 운동선수들은 필수 건강식품으로 복용한다고 알려져 있다.

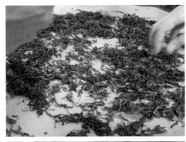

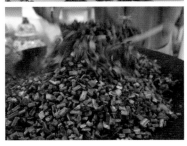

만드는 법 _
1. 봄에 채취한 잎은 살청 ▷ 유념 ▷ 수분 날리기 ▷ 덖음 ▷ 건조 순서로 법제한다.
2. 여름과 가을에 채취한 줄기와 가지는 껍질을 벗긴 뒤 햇볕에 건조한다.
3. 줄기와 가지를 잘게 잘라 찜솥에 10분가량 찐 후 덖는다.
4. 햇볕에 건조한 후 방습제를 넣은 유리병에 담아 사나흘 숙성시킨다.

마시는 법 _
오가피 줄기와 가지로 만든 차를 잎차와 함께 우려내어 마신다. 계피차나 다른 줄기차와 블렌딩하면 색다른 맛을 즐길 수 있다.

겨우살이차

겨울

특징

겨우살이는 참나무, 밤나무, 물오리나무, 팽나무 등에 기생하는 관목으로 사계절 푸른 쌍떡잎식물이다. 3월에 꽃이 피고, 10월에 연노란색 열매가 익는데 과육이 풍부해서 동물들의 좋은 먹이가 된다. 잎은 마주 보는 형태의 바소꼴로 나며, 잎자루가 없는 것이 특징이다.

효능

한방에서는 겨우살이를 햇볕에 건조해 약재로 쓴다. 줄기와 잎은 허리 통증이나 찌르는 듯한 통증을 완화하고 임산부의 산후조리에 좋다. 한기와 가슴 두근거림에 효험이 있으며 동맥경화와 동상 치료에도 사용한다.

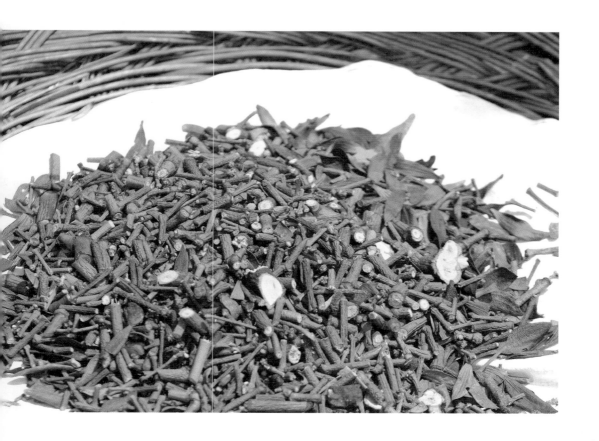

만드는 법 _

1. 줄기와 잎을 분류해서 다듬은 후 햇볕에 건조한다.

2. 솥에 물을 약간 넣고 줄기만 따로 덖는다.

3. 덖음 과정이 끝나면 햇볕에 건조한다.

4. 잎은 살청 ▷ 유념 ▷ 덖음 ▷ 쇄청 순서로 법제한다.

5. 방습제를 넣은 유리병에 담아 그늘에 보관한다.

마시는 법 _

찻물을 우려낸 뒤 보온병에 담아 아침저녁으로 따뜻하게
마시면 좋다.

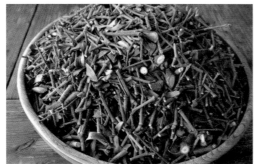
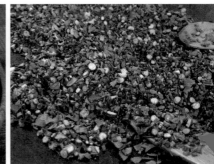

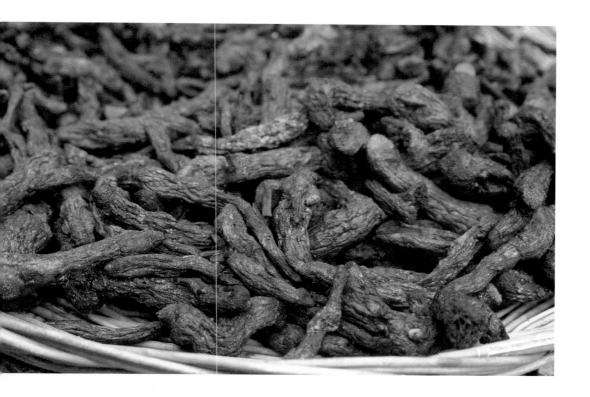

특징

둥굴레는 백합과 여러해살이 외떡잎식물로 맥도둥굴레, 애기둥굴레, 좀
둥굴레, 제주둥굴레 등 여러 종류가 있다. 높이 30~60cm이며, 6~7월
에 꽃이 피는데 보통 1.5~2cm 정도의 녹색을 머금은 흰색 꽃이 잎겨드
랑이에 달린다. 9~10월에 둥글고 까만 열매가 맺히는데 과육과 액즙이
많고 속에는 씨가 있다. 주로 산이나 들에서 자라며, 뿌리줄기는 굵고 옆
으로 뻗어 있다.

고고한 생김새 때문에 신선초라 부르고, 승가에서는 곡식 대신 먹는다고
해서 선인반仙人飯이라고도 한다. 한방에서는 대나무 잎과 비슷하다고 해
서 옥죽玉竹 혹은 위향萎香이라고 한다.

둥굴레차

가을

효능

폐 기능을 향상시키고, 가래와 기침을 멎게 하며, 원기를 북돋는다. 머리카락을
튼튼하게 하며, 거친 피부를 부드럽게 만들어준다. 둥굴레에 들어 있는 트립토판
tryptophan 성분은 스트레스 해소와 불면증 예방에 좋으며, 침 생성을 돕고 갈증을
해소한다. 항산화 작용, 자양 강장 작용도 한다.

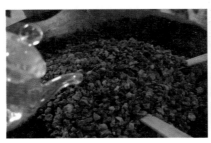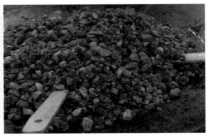

만드는 법 _

1. 둥굴레의 잔뿌리를 모두 제거하고 흐르는 물에 깨끗이 씻는다.
   잠시 물에 담가두어도 좋다.
2. 껍질째 자그마한 깍두기 모양으로 썬다.
3. 건조기에 반나절, 다시 햇볕에 반나절 건조한다.
4. 충분히 마른 둥굴레를 끓는 물에 살짝 넣었다 바로 꺼낸다.
5. 속까지 열이 전달되도록 덖고 약한 불에 건조한다. 노릇노릇해
   질 때까지 덖으면 더 구수한 맛이 난다.
6. 유리병에 담아 5일 정도 숙성시킨다.

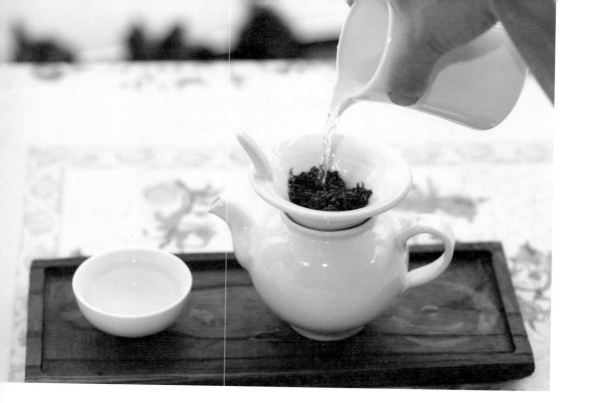

특징

차나무는 후피향나뭇과의 관목이다. 잎은 차로 만들고, 열매는 기름을 짠다. 옛날에는 차나무 줄기로 단추를 만들기도 했다. 신라 흥덕왕 때 당나라로부터 차나무 씨앗을 선물받았다는 기록이 있으며, 우리나라에서는 지리산 하동 일대와 남부 지방에서 주로 재배했다. 찻잎으로 만든 녹차는 주로 왕실의 의식과 사찰의 헌공다례에 이용되었다. 차나무는 강우량이 많고 따뜻한 온대지방에서 잘 자라며, 제조 방법에 따라 백차, 녹차, 청차, 황차, 홍차, 흑차, 보이차로 구분된다. 채취 시기에 따라서는 우전, 세작, 중작, 대작으로 나뉜다.

녹차는 찻잎을 발효시키지 않은 차를 말한다. 대개 4월, 5월, 9월 세 차례에 걸쳐 어린잎을 따서 만드는데 4월에 딴 잎이 가장 좋은 재료가 된다.

봄 | 녹차

효능

녹차는 찻잎을 고온에서 덖어 산화효소의 활성을 파괴한 후 정제, 가공하여 만든다. 홍차는 타닌을 85% 이상 발효시킨 완전 발효차로 카페인과 타닌 함유량이 현저히 낮다. 오룡차烏龍茶는 타닌을 절반 정도만 발효시킨 것으로, 잎이 까맣고 마치 용의 모습처럼 굴곡이 있다.

제다 공장에서는 대량생산을 하기 위해 증열기, 조유기, 유염기, 재건기, 정유기, 건조기 등을 사용해서 차를 제조한다. 이렇게 가향 처리를 하면 녹차 본연의 맛과 향이 달라진다.

녹차는 항산화 작용을 하며 콜레스테롤과 혈당을 낮춘다. 또 각성, 이뇨, 해독, 소염, 살균 작용을 한다.

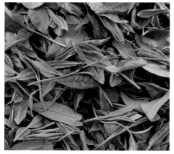

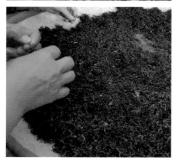

만드는 법 _

1. 찻잎을 채취한 즉시 가마솥에서 살청한다.
2. 잘 덖은 찻잎을 털어 온도를 식힌 다음, 면보 위에 붓고 유념을 한다. 이때 실크 스카프를 다루듯 가볍게 상처 내기를 해야 한 결같은 맛을 낼 수 있다. 빨래하듯 강하게 비비면 탕색이 맑지 않고, 세 번 이상 우려낼 수 없는 하품下品으로 전락한다.
3. 뭉쳐 있는 찻잎을 잘 털어준 후 약한 불에 바삭하게 건조한다.
4. 방습제를 넣은 유리병에 담아 보관한다.

마시는 법 _

녹차는 찬 성질이 있으므로 몸이 차거나 위장이 좋지 않은 사람은 많이 마시지 않도록 한다. 따뜻한 성질을 지닌 약차와 블렌딩해서 마셔도 좋다.

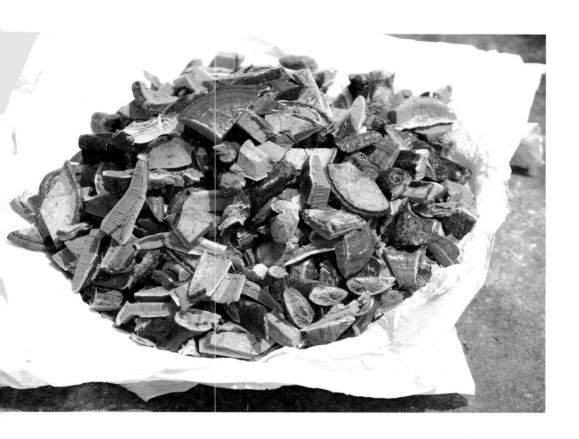

영지차

여름 · 가을

특징

영지는 불로초과의 담자균류 버섯이다. 여름에서 가을까지 활엽수 뿌리나 그루터기에서 자생하는 일년생식물이다. 영지의 속명 '가노더마 Ganoderma'에는 '반짝이는 피부'라는 의미가 있다.

버섯갓은 지름 5~15cm에 두께 1~1.5cm, 대는 지름 3~15cm에 두께 1~2cm 정도다. 버섯갓은 반원이나 콩팥 혹은 부채 모양을 하고 있는데 표면에 고리 모양의 동심형 홈이 있고 반짝반짝 광택이 난다. 처음에는 노란빛을 띠다가 누렇거나 불그스레한 갈색으로 변한 후 마지막에는 밤 갈색으로 변하는 것이 특징이다.

효능

영지는 한방에서 불로초, 만년버섯으로 부를 만큼 효능이 큰 약재다. 기혈을 보하고, 신경쇠약과 불면증에 좋으며, 빈혈과 오래된 감기에 효과가 있다.

영지의 항암 작용에 대해 학계에서 연구를 진행 중이며, 몇몇 암의 성장을 억제하는 효과가 밝혀지기도 했다. 우리나라에서는 1980년대에 인공 재배를 시작했다.

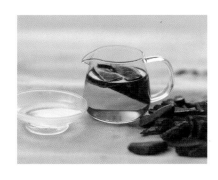

만드는 법 _

1. 영지를 물에 깨끗이 씻어서 불순물을 제거한다.
2. 찜솥에 감초를 3~4개 넣고 영지를 10분가량 찐다.
3. 솥에서 덖다가 수분이 적당히 제거되면 가위를 이용해 차를 우려내기 좋은 크기로 자른다.
4. 햇볕에 건조한 후 다시 덖는다.
5. 오전 10시~오후 2시 햇볕에 건조한다.
6. 방습제를 넣은 유리병에 담아 그늘에 보관한다.

마시는 법 _

영지차 4~5조각에 뜨거운 물을 붓고 우려내어 마신다. 기호에 따라 꿀을 타거나 다른 차와 블렌딩해서 마시면 영지의 쓴맛을 완화할 수 있다.

백년초차

가을·겨울

특징

백년초는 선인장과의 식물로 원산지는 멕시코다. 4~5월에 파랗게 열렸던 열매에 6월이 되면 일시적으로 황색 꽃이 피었다가 진다. 그 후 열매가 커지다가 11~12월경 자줏빛으로 익는데 이것을 식용으로 수확한다. 줄기가 넓적한 손바닥처럼 생겨서 손바닥선인장이라고도 하며 선인장의 가시가 곧 잎이다.

백년초는 건기식물로 가뭄을 잘 견디고 추위에 강해서 겨울에도 얼어 죽지 않는다. 백년초는 백 가지 병을 다스리고 백 년 이상 사는 식물이라는 의미에서 붙은 이름이다.

우리나라에서는 제주도 한림읍을 중심으로 많이 볼 수 있는데, 해류를 타고 해안가에 떠내려온 씨가 바위에 붙어서 번식한 것이라고 한다.

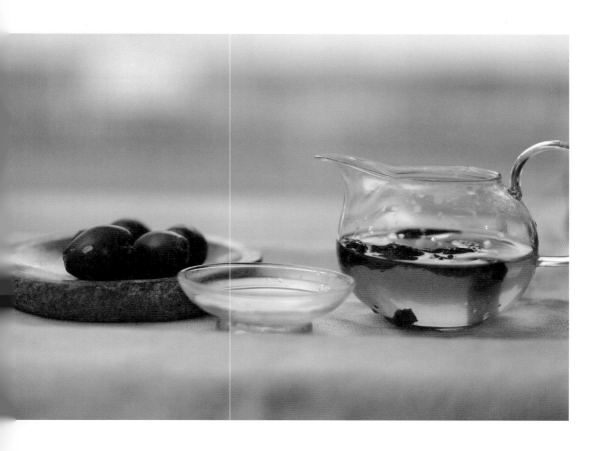

효능

백년초를 자르면 베타시아닌betacyanin 색소가 함유된 붉은 즙이 나오는데 제주도에서는 이 즙을 잼, 젤리, 술, 피클 등 다이어트 식품으로 개발해 판매 중이다.

열매와 줄기 모두 식용이며, 차로 마시면 위경련이 가라앉는다. 또한 칼슘, 철분 등 무기질 성분이 풍부해서 항암 효과가 있고, 골다공증에 좋을 뿐 아니라 마른기침이나 잔기침을 멎게 한다. 식이섬유가 많아서 변비에 좋고, 비타민C 성분이 피부 노화를 방지한다. 그 밖에 해열제나 소염제로도 쓰인다. 백년초는 멸치의 몇 배에 해당하는 칼슘을 함유해 퇴행성 관절염에도 좋다. 근래 들어 심신 치유에 효과적인 힐링 음식으로 각광받고 있다.

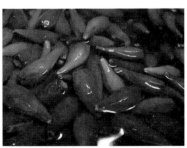

tip
탄산수에 백련초를 넣어서 붉은 빛깔을 감상하며 마시기도 하는데, 당분을 첨가하지 않은 차로 마실 때 좋은 성분이 훨씬 잘 우러나온다.

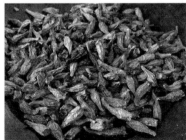

만드는 법 _

1. 백년초를 깨끗이 씻어서 햇볕에 건조한다.
2. 찜솥에 올려 잠깐 동안 김을 쐬어준다.
3. 고온의 솥에서 잘 덖는다.
4. 오전 10시~오후 2시 햇볕에 건조한다.
5. 방습제를 넣은 유리병에 담아 그늘에 보관한다.

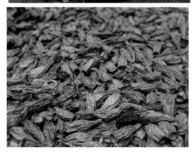

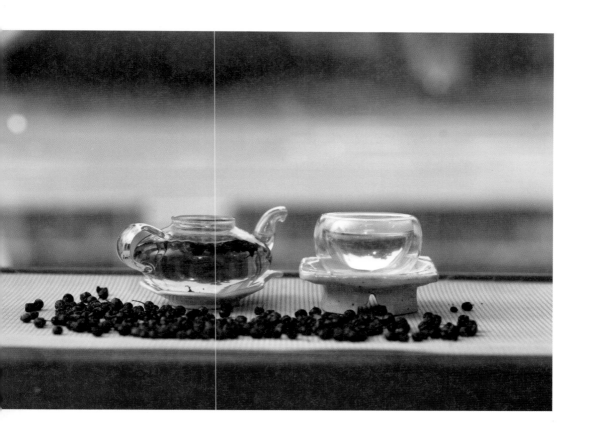

특징

까마중은 우리나라 산지에서 나는 가지과 일년생 초본식물이다. 다른 이름으로 깜두라지, 강태, 용규, 까마종이라고도 부른다. 높이는 20~90cm이고 5~7월에 흰색 꽃이 핀다. 잎은 양쪽이 서로 어긋난 모양으로 피며, 잎끝이 뾰족하거나 뭉툭하다. 잎 가장자리는 밋밋하거나 파도 모양 톱니가 있다. 둥근 열매는 완전히 익으면 까매지는데 옛날에는 아이들이 까마중 열매를 먹고 귀신놀이를 하기도 했다. 밭이나 길가에서 흔하게 볼 수 있으며, 열대 지역과 온대 지역에 널리 분포한다.

여름 가을

까마중차

효능

한방에서는 이뇨제, 피로회복제, 해열제로 사용했다. 특히 도라지와 궁합이 잘 맞아서 함께 달여 마시면 만성 기관지염에 좋다. 또한 염증을 완화하고, 혈압을 낮추며, 기침과 가래를 삭인다. 피로회복에 좋아서 강장제로 쓰기도 한다.

까마중 잎과 뱀딸기를 함께 달여서 복용하면 소화기 암과 폐암에 효험이 있으며, 꽃잎과 줄기에 소금을 조금 섞어 즙을 내 바르면 피부병에 좋다. 블루베리보다 50배나 많은 안토시아닌을 함유해 항암 효과가 뛰어나며, 감기 예방과 면역력 향상에 좋은 사포닌 성분도 함유한다.

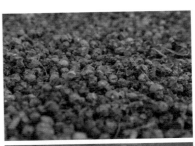

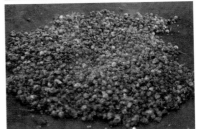

만드는 법 _

1. 까마중 열매를 햇볕에 건조한다.
2. 찜솥에 올려 3분가량 찐다.
3. 솥에서 덖은 후 햇볕에 건조한다.
4. 유리병에 담아 일주일쯤 숙성시킨 후 그늘에 보관한다.

여성의 몸을 지켜주는 약차

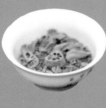

○ 쑥차 ○ 비트차 ○ 칡차 ○ 달맞이꽃차 ○ 연근차

○ 깻잎차 ○ 당귀차 ○ 능소화차 ○ 천궁차 ○ 맨드라미꽃차

○ 계피차 ○ 개똥쑥차 ○ 옥수수수염차 ○ 질경이차

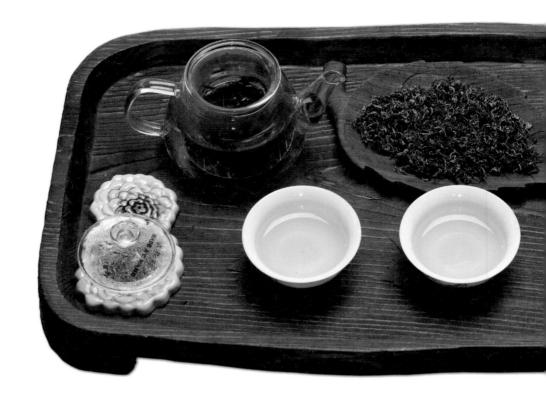

쑥
차

봄

특징

쑥은 국화과의 여러해살이 쌍떡잎식물이다. 개똥쑥, 약쑥, 사자발쑥, 모기태쑥, 물쑥, 다북쑥, 모태쑥, 황해쑥, 참쑥, 덤불쑥, 그늘쑥, 산쑥 등 종류가 40여 종에 달한다. 한방에서는 봉애, 봉호, 애초, 애엽이라 부른다. 땅속 뿌리줄기 마디에서 새순이 '쑥쑥' 돋아난다고 해서 쑥이라는 이름을 갖게 되었다고 한다.

우리나라 산과 들의 밭두렁 등지에서 자라며, 7~9월에 담홍자색 꽃이 피고, 양쪽이 서로 어긋난 모양으로 잎이 난다. 열매는 작고, 씨의 개수는 1개이며 익어도 터지지 않는다. 봄부터 가을에 걸쳐 자라지만 약재로 쓰기에는 5월 단오 무렵에 수확한 잎이 가장 좋다.

'시네올cineol'이라는 정유 성분 때문에 독특한 향기가 나며, 삶아서 하룻밤 물에 담갔다가 말리면 1년 내내 두고 먹을 수 있다.

효능

단군신화의 쑥과 마늘 이야기에서 볼 수 있듯, 쑥은 예부터 민간에서 중요한 약재로 쓰였다. 집안에 우환이 있거나 환자가 생기면 쑥을 태워 쑥향을 퍼뜨리기도 했는데 이는 쑥의 뛰어난 항균 효과를 보여준다. 서양의 대표적 허브인 로즈마리가 쑥과 같은 역할을 한다.

쑥에는 칼슘, 인, 철분, 비타민A·C·B1·B2·B6가 풍부해서 면역력을 높여주고 지혈, 자양강장, 피로회복, 감기 예방을 돕는다. 몸을 따뜻하게 해주므로 혈액순환에 좋고, 요통과 생리통 완화 효과가 있다. 꾸준히 차로 마시면 토혈, 코피, 빈혈, 소화불량, 식욕부진, 만성 간염, 습진, 류머티즘, 여성의 대하증, 생리불순, 불임 등에 효험이 있다. 또한 몸에 음기가 허해서 열이 나는 경우, 뼈 속 골수가 끓어오르는 것처럼 심한 통증을 느끼는 골증骨蒸, 기가 허해서 생기는 노열勞熱을 개선하는 데 효과적이며, 구토 증상을 완화한다. 여성의 냉대하와 생리불순을 좌훈으로 치료할 때 좋은 재료가 된다.

쑥차는 아토피와 염증 치료에 효험이 있으며, 특히 아이들과 여성들에게 매우 효과적인 약차다. 아토피 피부염을 앓는 아이들의 환부에 쑥차를 적신 거즈를 수시로 얹어주면 증상이 개선된다.

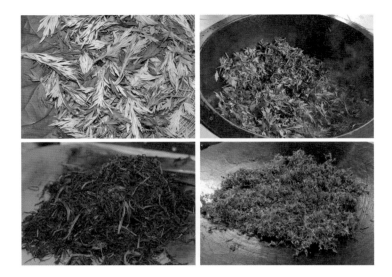

쑥은 만병통치약처럼 다양한 효능이 있지만 쓴맛을 잘 우려 낸 후 써야 하며, 간 기능이 약 한 사람은 많이 섭취하지 않도 록 한다. 깨끗이 씻은 쑥을 잘게 썰어 그늘에 사흘 정도 말린 뒤 방습제나 방향제로 써도 좋다.

만드는 법 _

1. 깨끗한 환경에서 자란 쑥을 채취해 흐르는 물에 씻는다.

2. 수분 함량이 다르므로 잎과 줄기를 분리해 온도를 달리하여 따 로 덖는다.

3. 한 김 식힌 후에 손으로 잡을 수 있는 양만 두 손으로 잡아서 공 을 굴리듯 가볍게 비비면서 상처 내기를 한다.

4. 수분이 너무 많으면 물기를 꼭 짠 다음 센 불에 덖는다.

5. 살청과 덖음을 4~5회 반복한 뒤 햇볕에 건조한다.

6. 방습제를 넣은 유리병에 담아 일주일 정도 숙성시킨다.

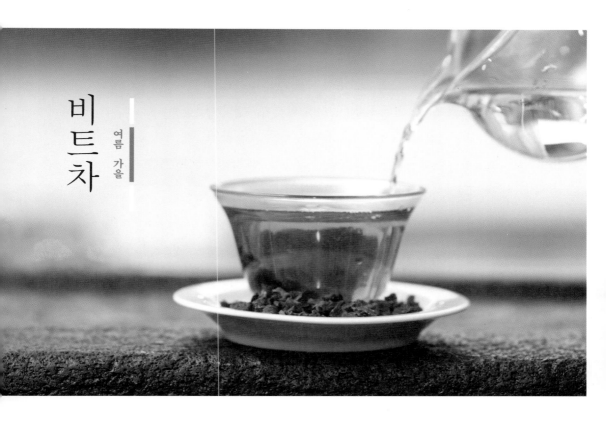

비트차

여름 가을

특징

비트는 지중해 연안 남부 유럽과 북아프리카의 근채류 채소로 시칠리아에서 처음 키웠으며, 16세기 독일에서 본격적으로 재배했다. 붉은 장미같은 정열적인 빛깔 때문에 흔히 빨간무라고 부르기도 한다.

잎은 적근대 비슷하게 생겼으며, 뿌리는 우리나라의 강화 순무 같은 모양이다. 조생종, 중생종, 만생종 등의 품종으로 나뉘는데 표면이 매끄럽고 둥그스름한 것으로 골라야 한다. 갓 수확한 비트에는 흙이 많이 묻어 있으며, 잘랐을 때 선명한 것이 상품上品이다. 주로 생으로 먹는데 샐러드나 빛깔을 내는 음식을 만들 때 사용하면 좋다.

효능

비트가 함유한 베타인이라는 색소는 세포 손상을 억제한다. 비트는 토마토의 8배에 이를 정도로 뛰어난 항산화 작용을 하며, 위 염증과 점막 손상을 막고 폐암, 폐렴, 기관지천식을 호전시킨다. 성장기 청소년의 골격 발달과 유아의 발육에도 좋은 식품이다. 철분과 비타민을 많이 함유해 적혈구 생성을 돕고 혈액을 깨끗이 해주므로 여성의 생리불순과 갱년기 우울증에 좋다.

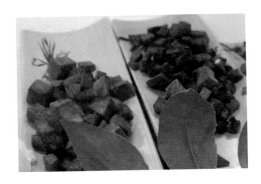

(tip)
수확한 지 일주일가량 지나 숙성이 잘 된 비트를 골라야 맛이 좋다. 표면이 매끄럽고 둥글며 수분이 마르지 않은 것을 선택한다.

만드는 법 _

1. 흐르는 물에 비트를 깨끗이 씻는다.

2. 조그만 깍두기 모양으로 잘라 건조기에 건조한다.

3. 수분이 어느 정도 남았을 때 덖는다. 처음에는 고온에서 덖고 한 숨 식힌 다음 중온 ▷ 저온 순서로 수분을 날린다.

4. 햇볕에 건조한 후 방습제를 넣은 유리병에 보관한다.

마시는 법 _

비트차는 투명한 유리 다관에 우려 마시면 아름다운 빛깔을 감상할 수 있다. 귤피차나 꽃차와 블렌딩하면 은은한 풍미가 더해진다.

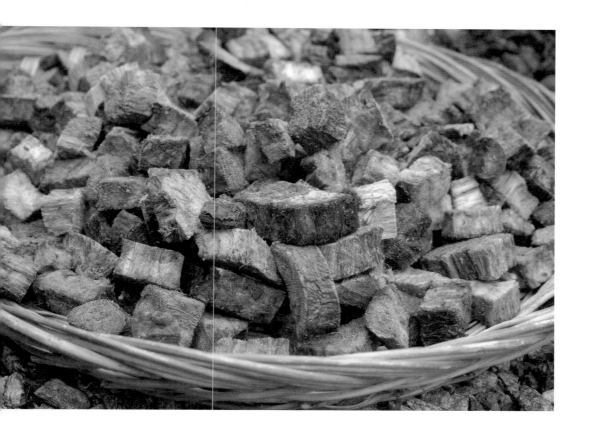

특징

칡은 콩과의 다년생 쌍떡잎 덩굴식물로 해마다 줄기가 굵어지는 특징이 있어 때로는 나무로 분류되기도 한다. 추위에 강하며, 주로 햇볕이 잘 드는 산기슭 양지에서 자란다. 8월에 나비 모양 자주색 꽃이 피고, 3장의 잎이 서로 어긋난 모양으로 자란다. 줄기는 대개 20m 정도까지 뻗쳐 있는데 더 긴 줄기도 많다. 9~10월에 넓은 줄 모양 열매가 맺힌다. 칡의 꼬투리에는 굵은 털이 나 있다.

줄기의 껍질은 갈포葛布라는 직물의 원료로 쓰이기도 했다. 뿌리, 줄기, 꽃, 잎을 모두 차로 만들 수 있다.

봄

칡차

효능

칡은 오래전부터 식용으로 이용된 이름난 구황작물이었다. 한방에서 갈근葛根이라고 부르는 칡뿌리는 해열제, 해독제, 자양강장제, 진정제로 쓰인다. 발한, 숙취, 두통, 구토, 중풍, 당뇨, 감기, 편도선염에 효과가 있고, 위궤양과 만성위염에 특효를 보인다. 어깨가 뻣뻣하고 결리는 증상에도 효과적이다.

칡은 여성호르몬인 에스트로겐이 풍부해서 갱년기 여성과 가임기 여성에게 매우 좋은 식품이다. 칡뿌리에서 나오는 갈분葛粉을 녹두와 섞어 국수를 만들어 먹는다.

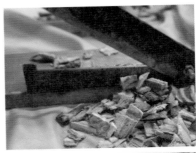

만드는 법 _

1. 칡뿌리를 우려내기 좋은 크기로 자른다.
2. 햇볕에 적당히 건조한 후에 덖는다.
3. 위의 과정이 끝나면 햇볕을 3~4시간 쬐어준다.
4. 방습제를 넣은 유리병에 담아 숙성시킨 후 그늘에 보관한다.

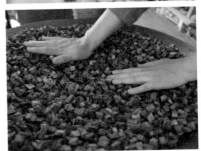

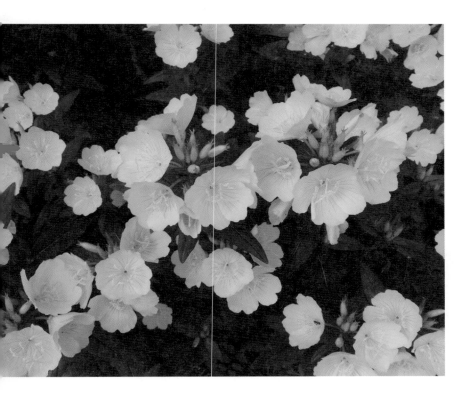

달맞이꽃차

특징

달맞이꽃은 바늘꽃과의 이년생식물이다. 원산지는 칠레이며, 우리나라

전국 각지에 분포한다.

7월에 꽃이 피기 시작해 10월까지 피어 있으므로 여름부터 늦가을까지

쉽게 찾아볼 수 있다. 수술이 8개, 암술이 1개이며, 암술머리가 4개로 갈

라져 4개의 꽃잎이 된다. 꽃받침조각은 4개에서 점차 2개씩 합쳐지다가

꽃이 피면 뒤로 젖혀진다. 원뿔 모양 씨방에는 털이 있고, 줄기와 뿌리가

비교적 크게 잘 자란다. 잎은 가늘고 길며 끝이 뾰족하다. 여름날 저녁이

면 노란 꽃이 잎겨드랑이에 한 송이씩 피어났다가 아침에 시든다. 이렇게

달이 뜰 때쯤 꽃이 핀다고 해서 달맞이꽃이라는 이름이 붙었다.

효능

달맞이꽃의 씨앗과 꽃잎에는 모유 성분 가운데 하나인 감마리놀레산gamma
linolenic acid이 풍부해서 고혈압, 동맥경화, 중풍, 생리불순, 감기, 아토피 질환에
효과가 있다. 또한 프로스타글란딘prostaglandin이라는 물질의 작용으로 관절염
등 염증에 탁월한 효능을 보이며, 혈액순환을 원활하게 한다.
꽃, 잎, 줄기, 뿌리까지 무엇 하나 버릴 것 없는 종합선물세트 같은 식물이므로 달
맞이꽃차를 마시면 종합비타민제를 먹는 효과를 누릴 수 있다.

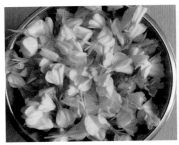 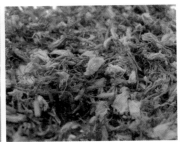

(tip)
달맞이꽃 씨앗(월하향)은 살짝 볶
아서 기름을 짜 먹는다. 혹은 노랗
게 될 때까지 볶은 다음 가루로 만
들어 뜨거운 물과 함께 한 숟갈씩
하루 두세 번 복용하면 골다공증
에 매우 좋다.

만드는 법 _

1. 뿌리와 줄기, 잎, 꽃으로 분류해 다듬는다.
2. 뿌리는 조그맣게 잘라서 건조한다. 수분이 많은 줄기와 잎은
    햇볕이나 건조기에 너무 바싹 건조하지 않도록 주의한다.
3. 수분을 어느 정도 날린 뒤 덖어서 살청과 유념을 한다.
4. 약한 불에 건조한 뒤 햇볕을 쬐어준다.
5. 각각 유리병에 담아 사나흘 숙성시킨다.

마시는 법 _

뿌리, 줄기, 잎, 꽃으로 분류된 차를 골고루 섞은 후 뜨거운 물을
붓고 우려내어 마시면 갱년기 여성에게 최고의 차가 될 수 있다.

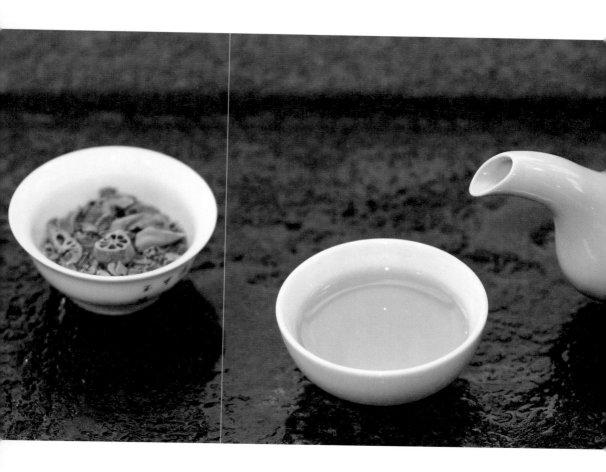

특징

연근은 연꽃과의 여러해살이 쌍떡잎식물이다. 수초인 연꽃의 땅속줄기를 연근이라고 하며, 품종은 대륜·중륜·소륜으로 나뉜다. 아시아 남부와 오스트레일리아 북부가 원산지다. 7~8월에 홍색 또는 백색 꽃이 피고, 줄기에 가시가 있으며, 열매는 견과이다. 종자의 수명이 매우 길어서 2,000년 묵은 종자에서 발아한 예가 있을 정도다.

진흙 속에서 고운 꽃을 피우는 청정하고 고귀한 식물로서 불교를 상징하는 꽃으로 불린다.

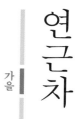

연근차

가을

효능

연근은 식이섬유와 비타민, 미네랄을 풍부하게 함유해 다이어트 식품으로 좋다. 연근 속 식이섬유와 수분은 독소를 배출하고 장을 튼튼하게 하며, 장을 직접 자극해서 배변 활동을 원활하게 한다.

한방에서는 말려서 약재로 쓰는데 철분과 칼슘, 타닌이 많아 혈액 생성을 돕고, 빈혈과 고혈압을 예방하며, 부인병에 효과가 있다.

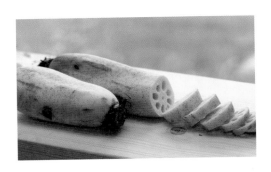

만드는 법 _

1. 길고 가늘며, 속이 희고 부드러운 연근을 골라 흐르는 물에 깨끗이 씻는다.
2. 변색을 막기 위해 씻은 즉시 소금물에 담갔다가 살짝 데쳐서 쓴맛을 제거한 뒤 찬물에 담가둔다.
3. 차를 우려내기 좋은 크기로 잘라 햇볕에 건조한다.
4. 적당히 건조된 연근을 살짝 찐 후 솥에 덖는다.
5. 식혔다 덖기를 반복한다. 오래 덖을수록 구수한 맛이 난다.
6. 햇볕에 건조한 후 방습제를 넣은 유리병에 담아 일주일 동안 숙성시킨다.

깻잎차

여름 가을

특징

우리나라 어디에서나 쉽게 볼 수 있는 깻잎은 생명력이 매우 강한 식물이다. 인도, 한국, 중국 등 아시아 여러 지역에서 재배하지만 식용하는 곳은 우리나라뿐이다. 잎이 억세고 두꺼운 참깻잎은 먹는 대신 한방 약재로 사용하고, 들깨는 잎과 종자를 모두 먹는다. 우리가 먹는 깻잎은 이 임자엽 荏子葉이라는 들깻잎이다.

깻잎은 '식탁 위의 명약'이라고 불릴 정도로 영양이 풍부하고 향이 진하다. 쌈, 찜, 장아찌 등 다양한 밑반찬으로 활용된다.

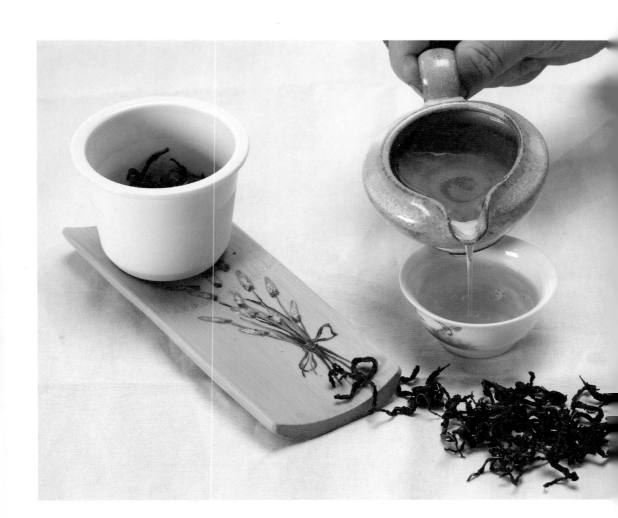

효능

페릴 케톤perill keton, 페릴라 알데히드perilla aldehyde, 리모넨 등 깻잎의 방향 성분은 특유의 향을 내면서 방부제 역할을 하므로 생선이나 고기와 함께 쌈채소로 먹으면 좋다.

깻잎은 여름철 입맛을 돋우고 피부 노화를 방지한다. 깻잎에 있는 엽록소는 설사나 변비를 개선하며, 풍부한 비타민K가 성인병과 암을 예방한다. 또한 상처 치료와 스트레스 해소에 도움이 된다. 시금치보다 철분이 2배 이상 많으며 칼슘, 비타민A, 비타민C가 풍부하고 영양가가 높다. 흡연자들의 비타민 보충, 빈혈이 심한 사람들의 철분 보충에 특효약이다.

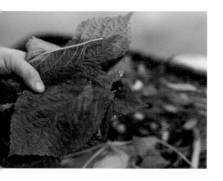

만드는 법 _

1. 깻잎을 깨끗이 씻어서 물기를 뺀 후 수분을 날린다.
2. 고온에서 깻잎을 살청 후 유념한다.
3. 덖음과 식힘을 서너 번 마친 후 약한 불에서 완전히 건조될 때까지 잠재우기를 한다.
4. 방습제를 넣은 유리병에 담아 5일 정도 숙성시킨다.

마시는 법 _

깻잎차는 다른 차와 블렌딩하지 않고 싱글티로 마시면 뛰어난 맛과 향을 즐길 수 있다.

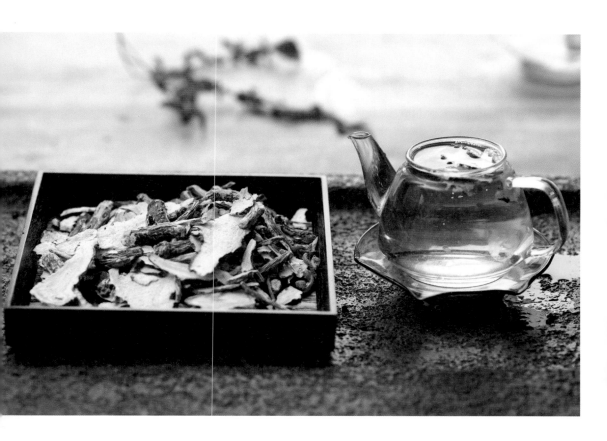

당귀차

봄 여름 가을

특징

당귀는 미나릿과에 속하는 다년생 방향성 초본식물이다. 8~9월에 흰색 꽃이 피고, 높이 60~90cm 정도다. 열매는 편평하고 타원형으로 긴 모양이다. 뿌리의 몸통은 약 3~7cm, 지름은 2~5cm 정도이며, 가지뿌리가 여러 개 나 있다.

옛날에는 전쟁터에 나갈 때 살아 돌아오라는 염원을 담아 아내가 남편에게 당귀 뿌리 말린 것을 주기도 했다. 건귀, 산기, 문무, 백기, 진귀, 벽, 마미귀 등의 이름도 있다. 예전에는 산에서 채취했으나 요즘은 특용작물로 많이 재배한다.

효능

한방에서 대표적으로 쓰이는 약용식물이다. 잎과 뿌리에서 전형적인 한약 냄새가
나며, 연한 잎은 쌈채소로 먹고, 가을에 뿌리를 채취해서 술을 담그기도 한다. 한방
에서는 꽃대가 자라지 않은 당귀를 약재로 쓰는데, 특히 여성 질환에 좋은 약초로
유명하다. 강장, 체력 증진, 피로회복, 식욕 증진, 신진대사 촉진 등의 효과가 있다.
그 밖에 속을 따뜻하게 하고, 통증을 멈춰주며, 땀이 나지 않는 무한증을 개선한다.
가슴 답답함이나 명치부 쓰림, 두통에도 탁월한 효험을 보인다.
《본초강목》에 "두통과 여러 가지 심복통을 치료한다"는 말이 나올 정도로 어혈을
풀고 혈액순환을 돕는 데 탁월하며, 고혈압 등 각종 성인병을 예방하고 항암 효과가
뛰어나다.

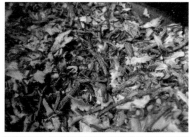

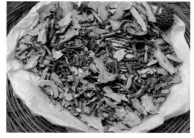

만드는 법_

1. 줄기와 잎으로 분류한 후 뜨거운 솥에서 잎을 살청한다.
2. 뿌리는 살짝 찐 후에 덖는다.
3. 잎을 유념해서 수분을 날린 뒤 뭉친 잎을 풀어주고 약한
   불에 건조한다.
4. 오전 10시~오후 2시 햇볕을 쬐어준다.
5. 방습제를 넣은 유리병에 담아 그늘에 보관한다.

마시는 법_

당귀차는 한꺼번에 많이 우려내어 은근한 향을 즐기며 나
눠 마셔도 좋다. 무더위에 기력이 없을 때 마시면 활력을
더해준다.

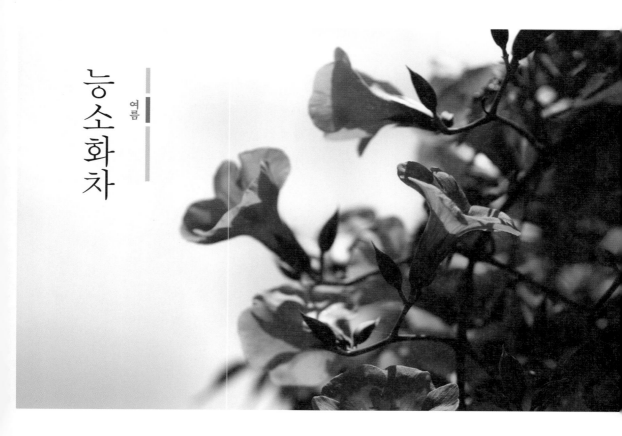

능소화차

여름

특징

능소화는 능소화과의 낙엽성 덩굴식물로 주로 절에서 많이 볼 수 있다. 원산지는 중국이다. 조선시대에는 지체 높은 집안의 마당에만 심을 수 있어서 양반꽃이라고 불렸고, 과거에 급제한 사람이 쓴 어사화이기도 하다. 금등화, 여위, 자위화, 타태화라는 이름도 있다.

능소화 가지에는 빨판처럼 다른 물체에 달라붙는 원반꼴 흡착근이 있어서 벽을 타고 자라는데 길이가 10m에 이르기도 한다. 8~9월에 겉은 귤색, 안은 주황색인 꽃이 피며, 9~10월에 열매가 익는다. 잎은 마주 보는 형태로 나고, 끝이 뾰족하며, 잎 가장자리에 톱니와 털이 있다. 한방에서는 꽃이 피는 즉시 채취해 햇볕에 건조해서 썼다.

효능

능소화의 꽃과 잎에는 항균 작용을 하는 성분이 있어 뭉친 혈을 풀어주고, 이뇨 작용을 도와준다. 또한 생리불순, 무월경증, 산후출혈, 대하증, 신우염, 당뇨병, 타박상에 효과가 있다. 술독이 올라 붉어진 코를 치료할 때도 쓴다.

단, 찬 성질이 있으므로 자주 설사를 하는 사람이라든가 임산부는 복용을 금해야 한다. 특히 꽃가루는 각막 손상을 일으킬 위험이 있으므로 만지지 않도록 한다.

만드는 법 _

1. 꽃과 잎을 분리해 흐르는 물에 깨끗이 씻어서 물기를 뺀다.

2. 잎은 살청 ▷ 유념 ▷ 덖음 ▷ 건조 순으로 법제한다.

3. 꽃은 감초를 넣은 찜솥에 올려 10초가량 김을 쐬어준다. 꽃을 꺼낼 때 꽃잎이 상하지 않도록 나무젓가락으로 꽃받침 쪽을 잡고 꺼낸다.

4. 따뜻한 방바닥에 한지를 깔고 하룻밤 잠재우기를 한 후 건조한다. 꽃차는 햇볕에서 건조하면 고운 빛이 사라지니 주의할 것.

5. 방습제를 넣은 유리병에 담아 일주일 정도 숙성시킨다.

마시는 법 _

능소화차는 사과차 등 과일차와 블렌딩해서 마시면 더 풍미가 있다.

천궁차

가을

특징

천궁은 미나릿과의 여러해살이 쌍떡잎식물이다. 8~9월에 흰색 꽃이 피며, 5개의 꽃잎은 말려드는 형태로 피고, 수술 5개, 암술 1개가 있다. 높이 30~60cm로 속이 비어 있고, 가지는 갈라진 형태다. 잎은 양쪽이 서로 어긋난 모양으로 나고, 톱니가 있으며, 줄기에서 강한 향기가 난다. 열매가 열리기는 하지만 크게 자라지 않는다.

천궁은 방향성 정유를 많이 함유해 좋은 향기가 난다. 어린순은 나물로 먹고, 뿌리줄기는 말려서 약재로 이용한다.

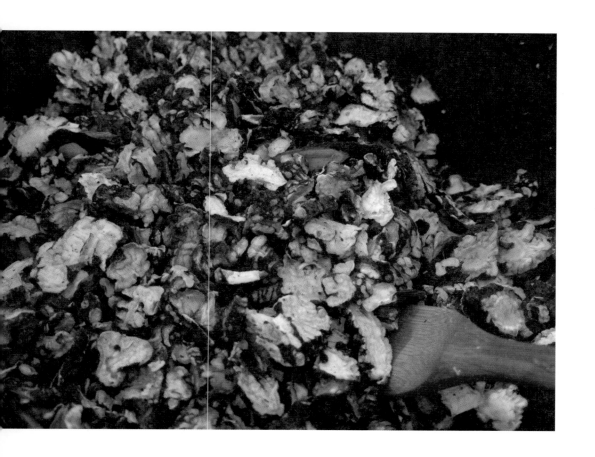

효능

천궁에 들어 있는 크니딜라이드cnidilide, 네오크니딜라이드neocnidilide, 리구스틸라
이드ligustilide 등의 성분은 진통을 억제하고, 혈압을 낮추며 항암 작용을 한다. 또한
혈액순환을 원활하게 하고, 어혈을 풀어주며, 울증을 가라앉힌다. 류머티즘, 염좌,
종기, 치질 등에 효과가 있다. 빈혈, 생리불순, 생리통, 산후복통 등 여성 질환에도 효
험을 보인다.

만드는 법 _

1. 잘 건조된 천궁을 준비한다.
2. 차를 우려내기 좋은 크기로 잘라서 건조한다.
3. 적당히 건조되면 찜솥에 5분가량 찐다.
4. 수분이 조금 있는 상태에서 눌어붙지 않도록 주의하며 여러 번 덖는다.
5. 햇볕에 건조한 후 방습제를 넣은 유리병에 보관한다.

마시는 법 _

천궁차는 향이 강하므로 연하게 우려내어 마신다. 꿀을 넣거나 다른 약차
와 블렌딩해도 좋고, 특히 황기차와 함께 마시면 좋다. 여름에 마시는 천
궁차는 원기를 북돋아준다.

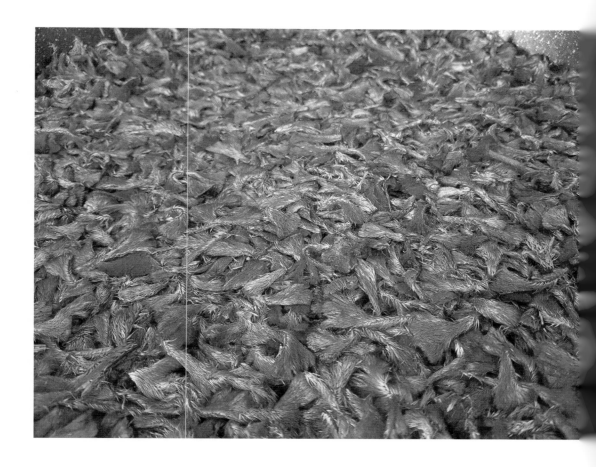

맨드라미꽃차

여름 가을

특징

맨드라미는 비름과의 한해살이 쌍자엽식물이다. 꽃이 닭벼슬 모양이어서 계관화鷄冠花라고도 한다. 7~8월에 노란색, 붉은색, 백색 계통 꽃이 피며, 높이 90cm 정도다. 잎은 양쪽이 서로 어긋나게 달걀 모양으로 피며, 까만 씨앗에 광택이 있다.

한방에서는 환제나 산제로 만들어 처방한다.

효능

맨드라미는 지방유를 함유해 치질이나 치루로 인한 출혈을 멈추게 하는 효과가 있다. 차로 마시면 일상생활에 불편한 축농증을 완화해준다. 한방에서는 여성의 자궁출혈과 생리과다 및 생리통에 좋다고 본다.

습진이 심한 손을 맨드라미꽃을 우려낸 물에 담그거나 염증이 심한 부위에 맨드라미꽃을 찧어서 붙이면 효험이 있다. 간장병이나 눈병 치료에도 이용되며, 차가운 성질이 있으므로 간경과 대장경에 좋다.

꽃차례와 씨앗이 커졌을 때 잘라서 햇볕에 건조한 후 씨앗과 분리해서 서늘한 곳에 보관한다. 차를 만들어 마시면 단맛이 강하고 특히 여성 질환에 좋다.

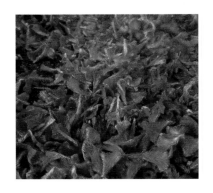

만드는 법 _

1. 흐르는 물에 꽃잎을 깨끗이 씻어 잘게 찢는다.
2. 고온의 솥에 물을 약간 넣은 다음 덖는다. 이때 타지 않도록 각별히 주의한다.
3. 솥에서 건조까지 마무리한다.
4. 햇볕에 건조한 후 유리병에 담아 5일간 숙성시킨다.

마시는 법 _

차를 우릴 때 투명한 유리 다관을 이용하면 포도주보다 더 붉은 탕색을 감상할 수 있다. 찻물이 다 우러나면 꽃이 흰색으로 변한다. 붉은 찻물을 음식의 빛깔을 낼 때 이용하면 좋다.

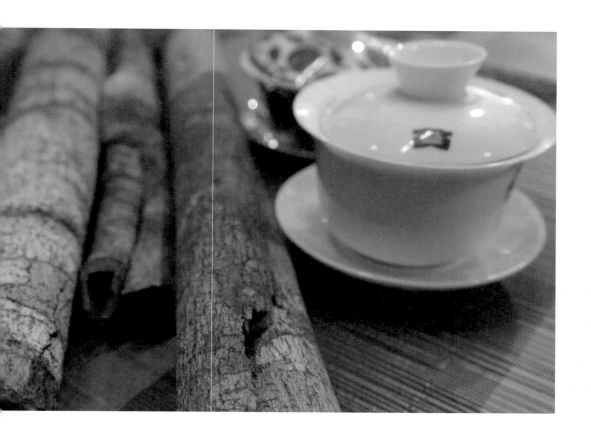

특징

계피는 녹나뭇과에 속하는 상록교목인 생달나무 껍질을 벗긴 것이다. 생
달나무는 주로 중국과 일본 남부, 베트남, 캄보디아, 타이완 등지에 자생
한다.

생달나무 껍질을 벗겨 햇볕에 건조하면 저절로 갈라진다. 건조된 껍질은
반쯤 말려 있는 형태로 두께는 2~3mm 정도이며, 바깥쪽은 흑갈색에 회
백색 반점이 있고, 안쪽은 흑적색을 띤다.

사
계
절

계
피
차

효능

계피는 식용과 약용으로 널리 쓰이며, 매운맛과 단맛이 동시에 난다. 계피에는 펠란드렌phellandrene, 유게놀eugenol, 메틸유게놀methyleugenol 등의 성분이 들어 있어 콜레스테롤 수치를 낮추고, 비장과 위장의 기능을 활성화해 대장균으로 인한 복통이나 설사 등의 소화 장애를 호전시키며, 구토 증세를 완화한다. 일시적 마비 증세와 동통疼痛을 막고, 허리 통증, 무릎 시림, 신경통에도 효과가 있다. 신장병과 방광염, 생리통과 생리불순 등에 처방되기도 한다.

계피차는 근육통, 피로회복, 노화 예방, 피부 미용에 뛰어난 효과가 있다.

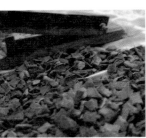 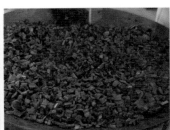 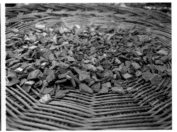

(tip)

계피차에 곶감을 잘게 잘라 넣으면 수정과와는 또 다른 맛을 느낄 수 있다.

만드는 법 _

1. 굵고 통통한 계피를 칫솔 등으로 문질러 깨끗이 씻는다.
2. 햇볕에 건조한 다음, 정사각형으로 작게 자른다. 칼로 자르기에는 너무 단단하므로 작두 등의 도구를 이용한다.
3. 솥에 물을 조금 붓고 덖는다. 이 과정을 서너 번 반복한다.
4. 약한 불로 수분을 날린다.
5. 햇볕에 건조한 후 방습제를 넣은 유리병에 보관한다.

마시는 법 _

계피차를 우려 하루 3번 음용하면 좋다. 사과차, 감초차와 함께 마시면 더욱 맛이 좋고, 한여름에 시원하게 해서 마시면 청량음료로 제격이다. 단, 고혈압 환자나 열이 많은 사람은 삼가도록 한다.

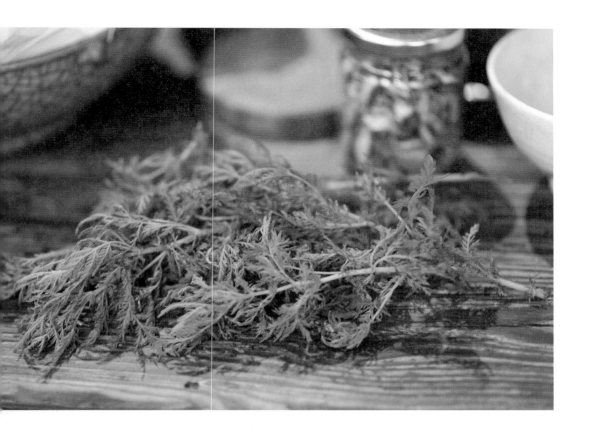

특징

개똥쑥은 초롱꽃목 국화과의 한해살이식물로 양지바른 곳 어디에서나 쉽게 볼 수 있다.

높이가 약 1m에 달하며, 처음에는 녹색이던 가지가 점차 회갈색으로 변한다. 타원형 잎에는 톱니가 있으며, 잎의 앞면은 녹색, 뒷면은 황록색이다. 여름에 노란색 꽃이 조그맣게 피며, 가을에 맺히는 열매는 익으면 껍질이 말라 쪼개지면서 씨를 퍼뜨린다.

여 름

개똥쑥차

효능

개똥쑥은 청호菁蒿라는 약명으로 한방 재료에 널리 이용된다. 잎과 열매를 말려서 약재로 쓴다. 항산화 효과와 암을 억제하는 효과가 있다고 보고되었다. 또한 종기와 습진에 효과가 있을 뿐 아니라 한열寒熱, 고름, 발열, 림프선염, 신장염, 심장 질환에 좋다. 항균 효과가 뛰어나며 특히 여성에게 좋은 차다. 민간에서는 술에 담가 약술로 마시기도 한다.

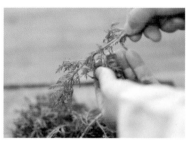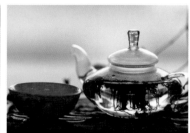

만드는 법 _

1. 개똥쑥을 깨끗이 씻은 다음 물기가 남지 않도록 건조한다.

2. 줄기와 잎을 분류한다.

3. 잎은 살청 ▷ 유념 ▷ 덖음 ▷ 건조 순으로 법제한다.

4. 줄기는 잎에 비해 수분이 많으므로 온도를 더 높게 하여 따로 덖는다. 함께 덖으면 잎이 고온에서 가루가 되어 탈 수 있다.

5. 약한 불에 완전히 건조한 후 햇볕을 쬐어준다.

6. 방습제를 넣은 유리병에 담아 일주일 정도 숙성시킨다.

마시는 법 _

개똥쑥차는 다소 쓴맛이 나므로 감초차와 블렌딩해서 쓴맛을 완화하면 좋다.

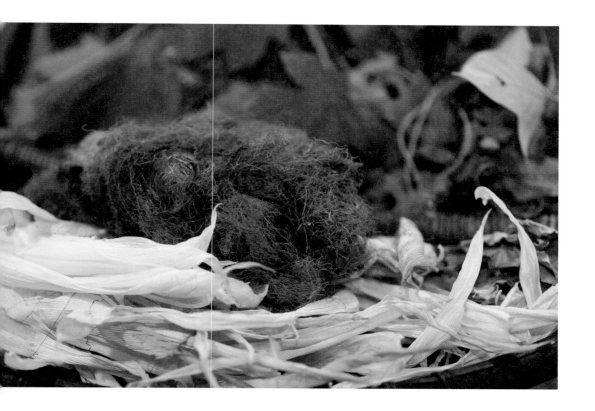

특징

옥수수는 화본과의 한해살이 외떡잎식물이다. 멕시코에서 남아메리카 북부 지역이 원산지로 알려져 있다. 몇천 년 전부터 남미 대륙에서 재배했으며, 1492년 신대륙을 발견한 콜럼버스가 스페인에 옥수수 씨앗을 가지고 돌아간 뒤로 30여 년 동안 전 유럽에 전파되었다. 16세기 초에는 인도와 중국에도 널리 퍼졌다. 한국에는 16세기 중국에서 들어온 것으로 알려져 있다.

옥수수는 높이 1.5～2.5m로 자라며 7～8월에 꽃이 핀다. 꽃대축이 20～30cm로 자라면서 굵어진 후 껍질이 말라서 씨껍질과 달라붙는다.

여름 가을

옥수수수염차

효능

한방에서는 주로 열매와 수염을 약재로 쓴다. 지방 함량이 적고 식이섬유가 많아 다이어트에 효과적이지만 비타민, 무기질, 필수아미노산은 부족한 편이다. 피로회복에 좋고, 소화를 촉진하며, 신장병, 담석, 담낭염, 고혈압, 당뇨병 약재로 쓰인다. 잇몸이 약할 때, 모유가 잘 나오지 않을 때도 도움이 된다.

예부터 여성의 방광염에 탁월한 효과가 있어 차로 달여 마셨다. 아이들의 배탈과 설사에도 효과가 좋아서 가정상비약으로 쓰였다. 차로 만들어 마시면 맛이 달고 구수하다.

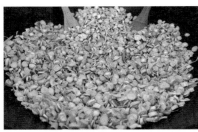

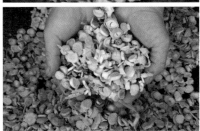

만드는 법

1. 옥수수수염, 옥수숫대, 껍질을 적당한 크기로 잘라 햇볕에 건조한다.
2. 수분이 80%가량 남으면 솥에 각각 따로 덖는다. 이때 고온 ▷ 중온 ▷ 저온으로 온도를 조절한다.
3. 오전 10시~오후 2시 사이 햇볕에 건조한다.
4. 방습제를 넣은 유리병에 담아 5일 정도 숙성시킨다.

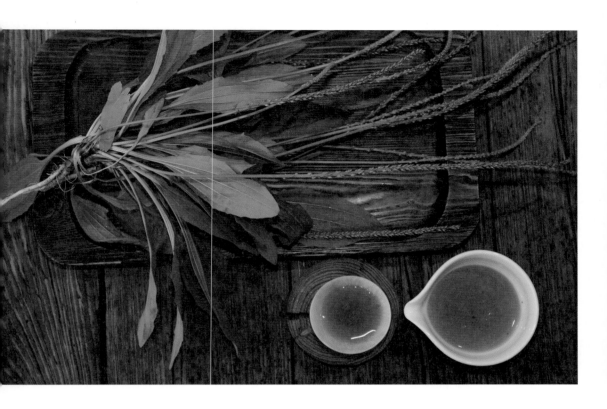

질경이차

여름 가을

특징

질경잇과의 여러해살이식물로 땅속까지 줄기가 뻗는다. 중국, 일본 등 냉온대 지역이 원산지인데 우리나라의 제방이나 산길에서, 시골집 마당에서, 시냇가 습지와 길가, 논밭 등지에서 쉽게 볼 수 있다.

5~8월에 백색 꽃이 피며, 뿌리에서 직접 꽃대가 나오는 것이 특징이다. 잎이 뿌리에서 나오는 근생根生으로 잎자루가 길고 억세다. 열매는 검고 칸마다 씨앗이 많이 들어 있다. 익으면 씨앗이 6~8개 정도 터져 나오며 물기를 접하면 점액이 생긴다.

밟혀도 끈질기게 생명을 이어가는 풀로 유명하며, 한국의 대표적인 잡초로 꼽히는 약초다.

효능

한방에서는 질경이 잎을 차전車前이라 하고 씨를 차전자車前子라고 하는데 둘 다 약재로 쓴다. 잎은 여름에 채취해 햇볕에 바짝 건조한 뒤 잘라서 사용하고, 씨는 익은 것을 채취해 그대로 말려서 쓴다.

잎과 씨의 플란타기닌plantaginin, 아우쿠빈aucubin 성분이 열을 내리며 이뇨, 해열, 거담, 진해 작용을 돕는다. 잎은 소변이 잘 나오지 않는 증세를 비롯해 감기, 기침, 기관지염, 인후염, 황달, 간염, 혈뇨 등에 좋다. 씨는 방광염, 요도염, 임질, 설사, 기침, 간염, 고혈압 등에 효험을 보인다.

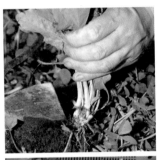

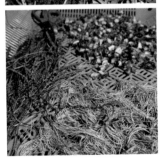

만드는 법

1. 질경이를 잎과 뿌리로 분리한다.
2. 잎은 물에 충분히 담가 이물질을 제거한 후 물기를 뺀다.
3. 뿌리는 물을 갈아주며 반나절 정도 담가뒀다가 깨끗이 씻는다.
4. 뿌리를 우리기 좋은 크기로 잘라 햇볕에 건조한다.
5. 뿌리에 수분이 약간 남아 있을 때 물을 조금 붓고 센 불에 덖는다.
6. 잎은 살청 후 나무주걱으로 꾹꾹 눌러 유념한다.
7. 덖음 과정이 끝난 잎과 뿌리를 햇볕에 건조한다.
8. 방습제를 넣은 유리병에 담아 5일 정도 숙성시킨다.

마시는 법

질경이차는 홍차와 블렌딩해서 마시면 향이 더 좋다.

부록

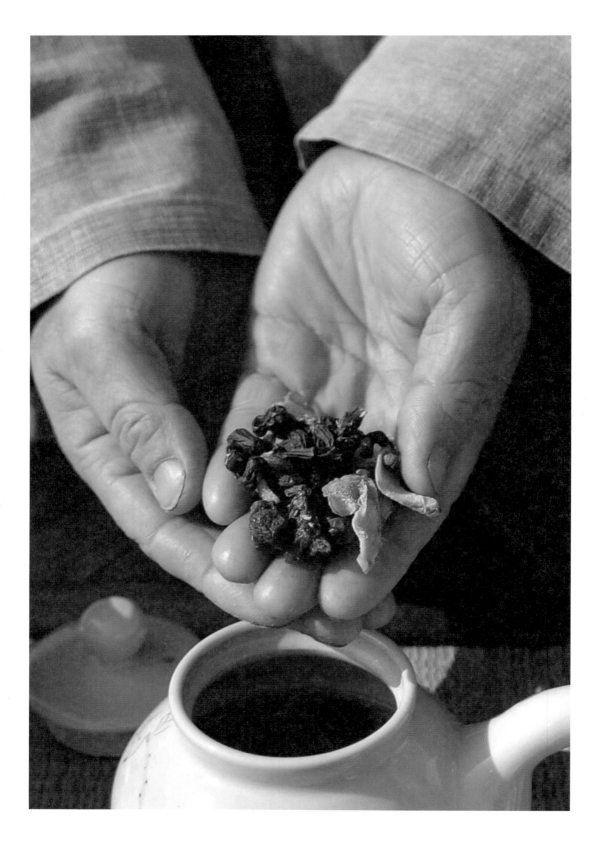

불안과 긴장에서 벗어나게 해주는
5분 차명상

우리의 몸은 영혼을 담는 그릇이다. 바쁜 일상이지만 가끔 짬을 내어 고요히 차명상을 해보면 어떨까. 차명상은 심신을 안정시키고 스트레스를 해소해주므로 바쁘게 살아가는 현대인의 정신건강에 매우 좋다. 차명상을 통해 삶의 균형, 육체의 균형, 영혼의 균형을 바로잡을 수 있다.

준비 단계

1. 조용한 장소에 찻잔과 물, 티포트, 좋아하는 차를 가져다놓는다.
2. 눈을 감고 경직된 목과 어깨, 팔다리를 최대한 이완한다.
3. 숨을 깊이 들이마시고 내쉬기를 100번 정도 하며 호흡에 집중한다.
4. 가만히 자신의 몸과 느낌을 관찰한다.

호흡 단계

1. 이완된 몸을 느끼며 호흡에 집중한다.
2. 들숨과 날숨을 지켜보며 호흡하는 숫자를 세보거나 코끝에 느껴지는 숨결을 통해 숨이 들고 나는 느낌, 코끝에 닿는 느낌을 관찰한다.
3. 횡경막을 자극하면 긴장 완화에 도움이 된다. 깊이 호흡하면서 갈비뼈 5cm 아래에 있는 횡경막이나 아랫배의 단전에 손을 가져다 댄다.

안정 단계

1. 티포트에서 물이 끓는 소리, 찻잔에 물을 따르는 소리에 집중한다. 물소리를 들으면 긴장이 풀어지고 마음이 편안해진다.
2. 찻잔에 물을 따르면서 수증기를 깊이 들이마신다.
3. 차의 빛깔을 살피며 차의 향기를 느끼는 동시에 손으로는 찻잔의 온기를 느낀다.
4. 찻잔을 두 손으로 감싸고 손바닥을 통해 차의 온기가 몸에 스며드는 것을 느낀다.
5. 차향을 음미하며 따뜻한 찻잔을 입술에 댄다. 따뜻한 찻잔이 닿으면 입술 주위에 분포된 부교감 신경섬유가 이완된다. 아기가 엄마 젖을 먹듯 안정감과 평온함을 느낀다.
6. 첫 모금에 마른 입술을 적시고, 두 모금에 입안을 적시고, 세 모금에 목젖을 적실 수 있도록 세 번에 나누어 조금씩 마신다. 네 모금째에는 차의 온기가 식도를 거쳐 배 속 깊이 내려가는 것을 느껴본다.
7. 온기를 깊이 들이마시며 온몸에 퍼져가는 차의 기운을 느낀다.

마음의 눈을 여는 단계

1. 한 모금씩 천천히 차의 맛을 마음으로 느낀다.
2. 차맛에 집중함으로써 차가 흡수되는 경로에 따라 맛이 어떻게 변하는

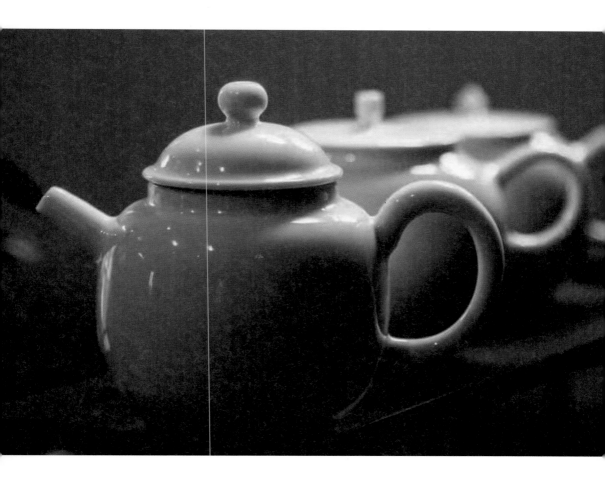

지 알아차린다.

3. 맛이 혀에 머물다 일어나고 사라지는 것을 살피면서 세상과 나 자신의 본질이 고정되어 있지 않고, 몸과 마음과 느낌과 생각도 고정되어 있지 않으며, 고정된 내가 아닌 조건 따라 변화하는 존재라는 것을 알아차린다.

4. 자신 또한 조건 따라 변화된 몸과 마음과 느낌이라는 것을 이해하고 알아차린다.

이처럼 차명상을 통해 세상과 나, 상대를 바라보는 마음의 눈을 열고 어떤 일이 생겨도 흔들리지 않는 내면의 힘을 키울 수 있다. 차 우리기와 차 마시기를 통한 명상은 일상에서 누구나 할 수 있는 아주 쉽고 간단한 명상법이다.

차명상을 꾸준히 하다 보면 마음을 집중하는 훈련이 된다. 몸과 마음을 함께 편안히 쉬게 하니 마음이 복잡할 때나 집중력이 필요할 때 특히 유익하다. 아이들이 어려서부터 차를 가까이하면 다도를 몸에 익혀 멋과 예의를 아는 건강한 어른으로 성장할 수 있다.

그 밖에도 집에 있는 다양한 차를 흡향하는 차훈명상을 통해 차를 마시지 않고도 차의 효능을 누리고 몸과 마음을 이완시킬 수 있다. 차훈명상은 겨울철 미세먼지와 난방기구 때문에 건조한 피부와 눈 건강을 지키는 데 도움이 되며, 아토피 피부를 개선하는 등 간단하고도 유익한 명상법이다.

아무리 좋은 명상법도 알고만 있는 것으로는 도움이 되지 않는다. 짧게라도 조금씩 시간을 내어 실천하는 일, 그것은 바로 스스로에게 주는 선물이다.

힐링 약차로
활력을 되찾은 사람들

병원에 가면 약! 한의원에 가도 약! 이제 다 버렸습니다. 그동안 신경성 스트레스로 음식을 먹으면 목이 막힌 듯 조여와 목을 좌우로 돌리기도 힘들었답니다. 약을 먹어도 잠시뿐이니 음식만 봐도 답답함이 느껴져서 유동식만 조금씩 먹고 활력이 없었어요. 요즘은 스님의 약차 덕분에 건강과 함께 웃음까지 되찾았어요. 마음도 안정되고, 음식도 가리지 않고 감사히 잘 먹고 있어요. 이제 온 가족이 약차를 마십니다. 남편도 사무실에서 좋아하는 커피 대신 약차를 마시고 있어요. 스트레스로 힘든 시간을 보내고 계신다면 꼭 선엽 스님을 만나보세요. _서울에서, 50대 김정화 님

동국대 평생교육원에서 스님의 '산야초 꽃약차' 강의를 들으며 다양한 차를 배웠어요. 그때 만든 도라지차와 황기차를 마시고 다섯 살 손자가 건강해졌어요. 아이가 허약해서 식은땀을 흘리고 밤낮으로 기침을 많이 해 툭하면 응급실에 실려 가서 불안했는데 제가 만든 약차를 마신 뒤로는 그런 일이 없어졌거든요. 불면증으로 오래 고생한 저도 잠을 잘 자게 됐어요. _경기 성남에서, 60대 김화정 님

오랫동안 뇌질환과 협심증으로 고생이 심했어요. 늘 두통에 시달렸고 눈이 빠질 듯 고통스러웠어요. 그러다 박람회장에서 스님의 약차를 알게 되어 꾸준히 마셨는데 이렇게 건강에 도움이 될 줄 몰랐어요. 참으로 신기합니다. 저처럼 혈관 질환으로 고생하시는 분들에겐 특별한 약차인 듯해요. _서울에서, 50대 박서현 님

딸이 미용실에 근무하는데 여러 가지 건강 이상으로 젊은 나이에 성인병이 왔어요. 그런데 스님의 약차를 마시고 요번 건강검진에서 콜레스테롤 수치가 완전 정상이라는 판정을 받았어요. 저는 군살과 부기가 빠지고 날씬해져서 전에 못 입던 옷도 다시 입어요. 온 가족이 이렇게 효과를 본다면 약차가 틀림없다는 생각이 들어요.

_경기 양평에서, 60대 법계심 님

저는 전립선 비대증으로 고생이 많았는데 배뇨 기능이 참 좋아졌어요.

_경기 남양주에서, 70대 이순배 님

제가 추위를 너무 타서 기온이 20도 이하로 내려가면 두꺼운 겨울옷을 입고 싶을 만큼 추위에 약해요. 그런데 스님의 약차를 마시기 시작한 뒤로는 기온이 떨어져도 예전처럼 추위를 타지 않아요. 정말 신기해요! 체온이 올라간 게 확 느껴져요. 출근할 때 약차 티백을 챙겨 나가서 수시로 우려 마시니 피부도 좋아지고 여드름도 가라앉았어요. 차가 아닌 간편한 보약을 먹는다는 말이 맞는 것 같아요.

_대구에서, 20대 조은호 님

약차를 3~4일 집중적으로 마시고 나니 모공이 열렸다고 할까요. 땀이 나고 몸이 개운해요. 머리를 감고 하루만 지나면 기름진데 이제 번들거리지 않고 몸도 끈적거림이 없으며 아침이 정말 개운합니다. 어젯밤에도 약차를 마셨는데 겨드랑이에 땀이 송송 났어요. 집중적으로 약차를 마셔서 독소가 빠져나가서인지 몸이 가볍고 피로감이 사라졌어요.

_광주에서, 40대 김민주 님

코엑스 국제차문화대전에서 스님을 뵀어요. 저는 고도비만으로 소화 기능이 약한데 스님이 만드신 약차를 마시고 바로 다음 날 명치 근처가 아릿한 느낌이 들더니 활력이 생기고 컨디션이 좋아졌어요. 그리고 다이어트도 큰 효과를 보았어요. 스님이 만드신 약차는 참 특별합니다.

_전주에서, 20대 이효도 님

평소 건강에 관심이 많은 터라 스님과 상담 끝에 약차를 한 달쯤 꾸준히 마셨더니 피곤함이 사라지고 얼굴이 맑아졌어요. 기회가 된다면 저도 차 만드는 법을 배워 직접 만들어 마셔야겠다는 생각을 했어요.

_서울에서, 50대 한미경 님

무릎이 아파 걷기 힘들어 병원에서 류머티스 관절염과 신경통 약을 처방받아 지속적으로 먹었어요. 어느 날인가 방송에서 스님을 뵙고는 직접 찾아가 약차를 마시게 됐어요. 그런데 며칠 지나지 않아 다리 통증이 완화되었고, 나중에는 병원 약을 끊을 정도로 호전되어 친구들에게도 권했어요. 지금은 제 친구들도 관절염과 신경통이 많이 좋아지고 잠도 잘 잔다고 합니다. 친구들과 만나면 저희는 스님의 약차 이야기로 꽃을 피웁니다.

_서울에서, 70대 김유정 님

친구랑 우연히 스님이 운영하시는 '마음정원'에서 뽕잎차와 국화차를 만들었어요. 스님의 세심한 가르침대로 따라 하니 국화의 쓴맛이 사라지고 향기 그윽한 국화차가 완성됐어요. 각자 자기 방에서 대화가 없던 우리 가족이 요즘엔 저녁을 먹은 후 즐거운 티타임을 가지고 있어요. 집안 가득 국화 향기가 진동해요. 아랫배와 손발이 차갑던 저와 딸의 몸에도 놀라운 변화가 일어났어요. 차가 단순한 기호음료가 아닌 약으로 다가옴을 느꼈어요.

_서울에서, 50대 오미경 님

선엽 스님의 힐링 약차

2020년 2월 3일 초판 1쇄 | 2024년 9월 11일 6쇄 발행

지은이 선엽
펴낸이 이원주, 최세현 **경영고문** 박시형

기획개발실 강소라, 김유경, 강동욱, 박인애, 류지혜, 이채은, 조아라, 최연서, 고정용, 박현조
마케팅실 양근모, 권금숙, 양봉호, 이도경 **온라인홍보팀** 신하은, 현나래, 최혜빈
디자인실 진미나, 윤민지, 정은예 **디지털콘텐츠팀** 최은정 **해외기획팀** 우정민, 배혜림
경영지원실 홍성택, 강신우, 김현우, 이윤재 **제작팀** 이진영
펴낸곳 마음서재 **출판신고** 2006년 9월 25일 제406-2006-000210호
주소 서울시 마포구 월드컵북로 396 누리꿈스퀘어 비즈니스타워 18층
전화 02-6712-9800 **팩스** 02-6712-9810 **이메일** info@smpk.kr

ⓒ 선엽(저작권자와 맺은 특약에 따라 검인을 생략합니다)
ISBN 979-11-6534-053-7 (03510)

쌤앤파커스(Sam&Parkers)는 독자 여러분의 책에 관한 아이디어와 원고 투고를 설레는 마음으로 기
다리고 있습니다. 책으로 엮기를 원하는 아이디어가 있으신 분은 이메일 book@smpk.kr로 간단한
개요와 취지, 연락처 등을 보내주세요. 머뭇거리지 말고 문을 두드리세요. 길이 열립니다.